跟腱断裂微创治疗

Minimally Invasive Treatment of Achilles Tendon Rupture

陈 华 唐佩福 编 著

北京大学医学出版社

GENJIAN DUANLIE WEICHUANG ZHILIAO

图书在版编目（CIP）数据

跟腱断裂微创治疗/陈华，唐佩福编著. —北京：
北京大学医学出版社，2019.1

ISBN 978-7-5659-1619-9

Ⅰ.①跟…　Ⅱ.①陈…②唐…　Ⅲ.①跟腱－断裂－
显微外科学　Ⅳ.①R686.1

中国版本图书馆CIP数据核字（2017）第123969号

跟腱断裂微创治疗

编　　著：陈　华　唐佩福
出版发行：北京大学医学出版社
地　　址：（100191）北京市海淀区学院路38号　北京大学医学部院内
电　　话：发行部 010-82802230；图书邮购 010-82802495
网　　址：http://www.pumpress.com.cn
E-mail：booksale@bjmu.edu.cn
印　　刷：三河市春园印刷有限公司
经　　销：新华书店
策划编辑：黄建松　　责任编辑：马联华　　责任校对：马思志　　责任印制：李　啸
开　　本：889 mm×1194 mm　1/16　印张：6.25　字数：171千字
版　　次：2019年1月第1版　2019年1月第1次印刷
书　　号：ISBN 978-7-5659-1619-9
定　　价：90.00元

编者简介

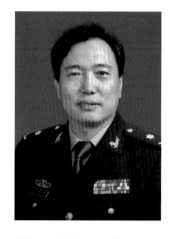

唐佩福，解放军总医院骨科医院院长、外科教研室主任，主任医师、教授、博士生导师。中央保健委员会和中央军委保健委员会会诊专家，享受国务院特殊津贴专家。1988年本科毕业于哈尔滨医科大学，获得学士学位；1994年硕士毕业于哈尔滨医科大学，获得硕士学位；2002年博士毕业于解放军总医院骨科，获得博士学位。

学术任职：中华医学会创伤学分会候任主任委员，中华医学会骨科分会创伤学组组长，中国医师协会骨科分会常委兼总干事，国家卫生健康委员会（卫健委）能力建设与继续教育骨外科专家委员会主任委员，国际矫形与创伤外科学会（SICOT）中国部创伤学会主席，解放军骨科专业委员会主任委员，国际内固定研究学会（AO）中国教育部长。《中国组织工程研究杂志》主编，《中华肩肘外科电子杂志》《中国骨与关节杂志》副总编辑，*Journal of Orthopedics Surgery and Research*、*Neural Regeneration Research*、《中华医学杂志》《中华外科杂志》《中华骨科杂志》《中华创伤骨科杂志》《中国修复重建外科杂志》等十余种杂志编委。国家级、军队和北京市市级等自然科学基金、科学进步奖或重大医药项目评审专家。

专业特长：长期致力于战创伤及老年髋部骨折、复杂骨盆髋臼骨折的临床治疗与基础研究工作，在老年髋部骨折、复杂骨盆髋臼骨折新型内固定及配套器械研发、围术期管理等领域成就斐然，并在脊柱骨折的微创复位、计算机辅助骨折复位固定系统研发等领域取得了开拓性进展。

学术成就：国家"863"重大项目课题总负责人，并主持国家自然科学基金重点国际合作项目、"863"重点项目、国家科技支撑计划、军队"十二五"重点课题和国家自然科学基金面上项目等课题20余项，研究经费2 000余万元。获得国家专利21项，其中发明专利9项。获得产品注册证4个。发表学术论文300余篇，其中作为第一作者或通讯作者的SCI论文82篇，单篇最高影响因子为6.8分；主编或副主编骨科专著9部。以项目第一完成人获得国家科技进步一等奖1项（2016年）、军队科技进步一等奖1项（2013年）、华夏医学科技进步一等奖1项（2014年），以项目共同完成人获得国家科技进步二等奖1项、军队科技进步一等奖1项。

个人荣誉：2009年被列为全军高层次科技创新人才工程学科拔尖人才，解放军总医院研究型人才；2010年被评为解放军总医院优秀教师；2011年被评为解放军总后勤部十佳优秀教师；2012年被评为解放军总后勤部科技银星，解放军总医院首批百位名医；2013年入选国家百千万人才工程国家级人选；2015年被增选为国务院学位委员会第七届学科评议组成员。中央军委授予个人一等功1次（2017年）、二等功1次（2008年）；解放军总后勤部授予个人三等功1次（2008年），荣立集体二等功、三等功各1次。获得解放军总后勤部优秀共产党员（2008年）、全军干部保健先进个人（2009年）等表彰。

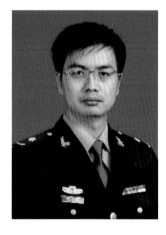

陈华，解放军总医院骨科医院副主任医师、副教授，硕士研究生导师。1997年本科毕业、特招入伍到解放军总医院工作，2003年获得硕士学位，2006年获得博士学位。2013年到美国印第安纳州立大学医学院创伤中心骨创伤科做访问学者一年。

学术任职：中华医学会骨科分会创伤学组委员，北京医学会骨科分会创伤学组委员，中国医师协会青年委员会、中国康复医学会修复重建外科专业委员会、军队显微外科专业委员会青年委员，国际内固定研究学会（AO）和Depuy缝线缝合技术培训委员会讲师。《中国组织工程研究杂志》《中国骨与关节杂志》编委。

专业特长：目前从事创伤骨科工作，在脊柱、四肢、骨盆骨折微创治疗，骨不连、各种畸形截骨矫正，骨折、神经血管伤、骨不连、骨缺损治疗，车祸复合伤/多发伤救治，以及跟腱断裂微创修复等方面有丰富经验。

学术成就：以第一负责人承担国家科技部国家重点项目、国家自然科学基金面上项目、首都特色项目、解放军总医院创新基金及转化基金等7项课题研究，以第二负责人承担省部级科研项目2项。2017年以项目第一完成人获得北京医学会科技进步一等奖1项、解放军总医院科技进步一等奖1项，2010年以项目第一完成人获得解放军总医院科技进步二等奖1项，2012年获得军队医疗成果三等奖1项。获得国家发明专利3项，实用新型专利6项。主编专著2部，副主编专著1部，副主译专著2部，参编专著2部。以第一作者或通讯作者身份发表论文30余篇，其中SCI收录13篇、Medline收录4篇。

个人荣誉：荣立个人三等功1次，荣立集体二等功和嘉奖各1次，获得解放军总医院优秀共产党员表彰。

序

跟腱是人体最强壮的肌腱，同时也是最常断裂的肌腱之一。跟腱断裂治疗如果不及时、不规范，极易导致提踵困难、走路跛行、上下楼梯困难及无法参与体育活动，对患者的身心健康有极大影响。跟腱断裂患者以30～50岁男性劳动力人群为主，因此对相关家庭影响较大。对于跟腱急性断裂，选择保守治疗或手术治疗目前仍存在较大争议。对于由于患者本身的忽视或者医生的误诊、漏诊而发展成的陈旧性跟腱断裂，选择手术治疗则已经成为共识。

解放军总医院创伤骨科团队，在老一辈专家的鼎力支持和指导下，紧跟国际前沿、汲取国内外先进的治疗理念和经验，编著了《跟腱断裂微创治疗》一书，这是我国创伤骨科领域中又一部高水平的学术专著。我受邀作序，并有幸先睹样稿，不禁为该书深入浅出、图文并茂的内容所吸引。相信该书必将成为创伤骨科同道的良师益友，从而有力推动我国跟腱断裂治疗水平的进一步提升。

纵观全篇，该书有以下特点：

第一，详细阐述了跟腱断裂治疗的基本理论和关键技术，从基础解剖、生物力学、诊断分型、治疗原则到术中缝合方式选择、手术技巧、完整病例展示等方方面面，无不详细，可谓理论、实践有机结合，相得益彰。

第二，内容深入浅出、图文并茂、条目清晰，读者一目了然。对于一些理解上有困难的影像图片，作者给予箭头指示及注释，并结合B超、磁共振成像、示意图等多种方式详细阐述，可谓匠心独运。

第三，该书源自解放军总医院创伤骨科多年来救治经验的积累，从手术细微处入手，包括患者体位、切口选择、手术技巧、切口关闭要点以及术前谈话签字、围术期管理等诸多细节，毫无保留地将全科多年的经验总结展示给大家，使读者在阅读时虽未亲见，却有亲临之感，大大提高了该书的可读性。

我与唐佩福教授相识十几年，他睿智、敏行、敢为、实干，不愧为我国创伤骨科领域新一代的中坚力量。陈华教授是一位非常有才华的中青年专家，辛勤的耕耘必将有所收获！我再次衷心祝贺这部专著的出版，并真诚期待以唐佩福教授为首的解放军总医院骨科团队出版更多高质量的学术著作，服务于骨科医生，造福于广大患者。

北京积水潭医院　王满宜

前言

跟腱一词自1693年由Philip Verheyen首次报道并命名至今已经有325年。目前跟腱断裂的诊断体系已几近完善，但据Jozsa等学者报道，跟腱断裂的误诊率、漏诊率仍高达20%～25%，使许多跟腱急性断裂发展成陈旧性断裂，并使其手术难度增大、损伤增大，也给患者增加了不必要的痛苦。加之对跟腱急性断裂的治疗方法至今仍争议不断，对陈旧性跟腱断裂的治疗方法也多种多样，目前国内外尚未形成明确的治疗规范。缺乏跟腱断裂诊治规范化培训的医生做一台简单的跟腱断裂缝合术也有可能引发患者切口感染、切口不愈合、跟腱外露等灾难性并发症，处理起来非常棘手，患者甚至有可能要承受终身残疾之痛。由于跟腱断裂多发生于作为家庭支柱的中青年男性劳动力，其对一个家庭的打击可想而知。

我们团队在张伯勋教授的指导下，经过十多年的经验积累总结，汲取了国内外先进经验，形成了一套有关跟腱断裂诊断、围术期管理、手术治疗、术后康复、并发症处理的完整体系。为了最大限度减少手术并发症、简化手术操作，同时最大限度恢复患者患肢功能，我们通过微创理论探讨、临床经验反思、查阅国外先进微创治疗技术以及反复的临床实践，自主设计发明了一套通道辅助微创缝合系统及相应的系列手术方案，实现了与传统切开手术修复跟腱断裂同样可靠的缝合强度，同时避免了微创手术易损伤腓肠神经的弊端，获得了良好的临床效果。喜悦之余，我们始终不敢忘记那些忍受并发症之痛的患者们。本着"患者的最大利益是医生唯一需要考虑的利益"这一宗旨，我们愿意把我们的跟腱断裂微创治疗理念和成熟的经验撰写成书，展现给广大骨科医生，以期广大骨科医生能从中获得启示，提高对此类疾病的诊治水平，造福于广大患者。本书的真正价值也将在不断成功的治疗案例和广泛的同道认可中体现出来。

在此，非常感谢我们的老师张伯勋教授、梁雨田教授对我们创伤团队的悉心教诲；非常感谢卢世璧院士、王继芳教授、刘玉杰教授、王岩教授对我们团队始终如一的支持；同时感谢在本书编写过程中团队成员所付出的辛勤努力，特别是齐红哲、朱正国、常祖豪等人在成文、照相及资料收集过程中做了大量的工作；也感谢我们的家人对我们的理解和支持。

在本书编写过程中，我们尽量紧跟国内外跟腱断裂治疗的最新进展，并力求内容翔实。但创伤骨科的理念、器械发展日新月异，加之编写时间有限，编者水平有限，难免挂一漏万。对于本书内容存在的不足之处，敬请各位专家、同道批评指正。

解放军总医院骨科医院　唐佩福　陈　华

2018年11月

目录

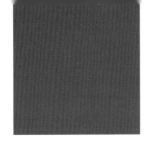

第 *1* 章

跟腱断裂损伤概述

- Achilles tendon 这个命名的由来：传说 Achilles 是海洋女神 Thetis 与国王 Peleus 的儿子，是所有英雄中最耀眼的一位，他战无不胜。Achilles 的母亲是长生不老的，她希望自己的儿子也像她一样长生不老。Thetis 对她生下的每个孩子，都将他们放到天火中浇筑，以使他们的身体刀枪不入。Achilles 出生后，Thetis 同样抓着他的足踝将他浸泡在 Styx 河（传说中的天火）中，唯有足踝（即 Thetis 手握着的地方）没有得到天火的浇筑。在特洛伊战争中，特洛伊王子 Paris 在太阳神 Apollo 指点下，用箭射中了 Achilles 的足踝，使这位希腊人的第一勇士因此而死去（图 1-1）。解剖学家就将足踝位置的肌腱（即 Achilles 被箭射中的位置）命名为 Achilles Tendon。

- 流行病学：跟腱断裂的发病率大约为 18/100 000（数据来自会议资料：JBJS 97（14），2014），且有增长的趋势，特别是我国随着全民体育运动的发展正在快速增长。多数跟腱断裂发病与跟腱过度劳损、踝关节在过伸位

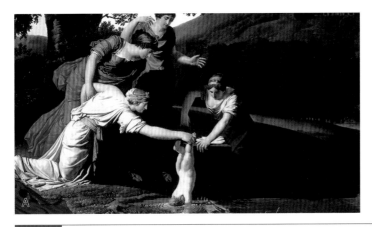

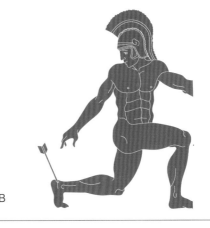

图1-1 Achilles tendon 名字的由来

突然用力受伤有关；断裂部位多位于距跟腱止点上方4～6cm处（图1-2）。70%以上的跟腱自发性断裂在运动时发生，主要为羽毛球、篮球、足球、网球等球类运动或跑步等田径运动；患者男女比例为2∶1；断裂年龄段主要集中在两个高峰，即30～45岁和70岁以上老年人；发达国家发病率稍高；左侧多于右侧。

- 跟腱断裂本身源于长期、慢性的跟腱劳损以及周围的炎症：解剖学上，跟腱本身没有真正意义上的腱鞘，而是由腱周组织（一种脂肪性间隙组织）包绕，用于分隔跟腱和腱鞘。跟腱炎症引起的早期疼痛主要是由于腱周组织损伤所致。患者起床或连续跑步运动时，其跟腱在腱周组织内活动幅度会增大，故其疼痛会加重；患者训练时疼痛也会加重；用手指按压患者跟腱也会有压痛。如果患者不顾疼痛继续跑步，则其跟腱炎症会扩散，长此以往则会引起跟腱本身的退行性改变和跟腱纤维的纤维化，引发持续性疼痛且活动时加剧。

- 跟腱损伤：多数是由于运动过程中闭合性扭

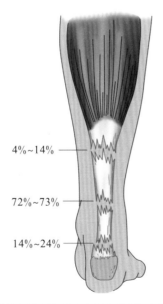

4%~14%
72%~73%
14%~24%

图1-2　跟腱断裂发生的具体位置分析：腱腹联合处占4%～14%，距跟腱止点上方4～6cm的位置占72%～73%，止点部位占14%～24%

伤暴力所致，损伤程度存在差别——撕裂或完全断裂。

- 跟腱撕裂：是跟腱的不全断裂，损伤部位相对较高，通过制动，损伤多能愈合，不会出现跟腱损伤部位近端的回缩和跟腱的相对延长。
- 跟腱断裂：一般是完全的，伴随跟腱近端的回缩，即使跟腱愈合，也会伴随跟腱组织的延长以及提踵无力现象。

- 跟腱损伤的典型表现：患者自己会觉得足跟部被人打了一棍或踢了一脚（实际是跟腱损伤时伤者自身的感觉）。跟腱断裂后基本上不会有明显的疼痛，可以自己步行，但呈跛行、单足提踵无力（提脚后跟），足跟上方皮肤逐渐出现皮下淤血、皮肤肿胀，局部触摸断裂处有空虚感。

- 跟腱愈合方式：包括内源性愈合及外源性愈合两种方式。内源性愈合为断端肌腱组织直接接触、内部腱细胞增殖并分泌胶原纤维促使肌腱愈合，这种修复会有较好的生物力学性能；外源性愈合依靠腱周滑膜细胞及肉芽组织长入，断端瘢痕组织填充，这种修复的组织生物力学性能相对较低，容易发生再断裂。何种愈合方式占主导主要取决肌腱的营养及环境条件。因此，在临床治疗中，应促使跟腱损伤后内源性愈合。目前对跟腱断裂的最佳治疗方案仍存在争议，其中包括保守治疗、经皮微创手术及开放修复手术。

- 古代的孙膑、飞人刘翔、花样滑冰运动员赵宏博以及刚刚退役的NBA篮球巨星科比等人，虽然生活在不同的时代和国家，但跟腱断裂这一损伤却把他们的命运紧紧连在了一起。还有"英超"足球金童大卫·贝克汉姆、NBA传奇巨星"微笑刺客"伊赛亚托马斯、我国女篮主力国手隋菲菲、女子体操冠军程菲也遭受了跟腱断裂损伤。孙膑终生残疾，而现代都市运动选手可以接受最先进的修复——开放修复手术。然而，很多优秀运动员在术后1～3

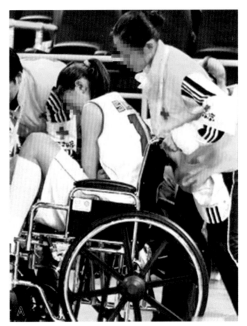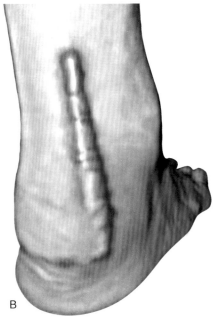

图1-3 国内某运动员赛场上受伤倒地，被担架抬离现场，随后被诊断为跟腱断裂。该运动员3年后退役。（A）受伤现场；（B）跟腱切开手术修复后，跟腱切口部位遗留的瘢痕

年结束了运动竞技生涯（图1-3）。据报道，美国NBA联赛先后有17名球员发生了跟腱断裂，他们均接受了开放缝合修复手术，他们运动生涯的结局是：直接退役3人，状态下滑10人，能保持术前状态的仅有3人。分析显示，运动员接受开放修复手术后相当时间内存在踝部晨僵，手术切口遗留的瘢痕一定程度上限制踝关节活动，恐惧性心理可诱导他们出现保护性肌紧张、双腿力量不平衡；高强度的比赛也会增加他们身体其他部位损伤的机会；由此对他们心理上和身体上造成的巨大压力使多数运动员选择了退役。因此，对于运动员乃至业余体育爱好者来说，如何避免手术切开暴露、减少跟腱修复暴露造成的副损伤都有着重要的意义。

● 跟腱断裂的主流治疗方式：目前有三种，即切开手术缝合修复、经皮微创缝合和保守治疗。目前对哪种方式最佳一直存在争论。本书将围绕跟腱断裂治疗这一主线逐层展开，希望仁者见仁、智者见智，帮助临床医生和患者选择适合自己的治疗方案。

■ 切开手术缝合修复：缝合修复跟腱力量强、再断裂率低，但切口感染、伤口裂开甚至跟腱外露（图1-4）等并发症的发生率高达34.1%。对于合并跟腱缺损的损伤，则需要更多方面的手术技巧（详见第7章至第9章）。

■ 经皮微创缝合：1977年，Ma & Griddith医生经皮缝合跟腱方法的尝试及其随访的结果给患者带来了新的希望，这种方法具有损伤小、再断裂率低的优点；最重要的是，伤口并发症发生率大大降低，接近保守治疗。但医源性腓肠神经损伤和对缝合跟腱力学强度的担心是其目前面临的最大挑战（详见第10章）。

■ 保守治疗：没有前两者的神经损伤和对切口感染问题的担心，但是，再断裂率和提踵无力却一直是该方法存在的问题。对于老年人、有手术禁忌的患者来说，运动需求不高，可以是好的选择；但对于喜欢运动的人或运动员来说，选择这种方法简直就是自杀（详见第6章）。

● 解放军总医院骨科从2010年开始尝试使用经皮微创缝合方法治疗跟腱急性断裂损伤，在临床实践过程中探索能否把切开缝合修复跟腱的经典方式通过小切口或不切开的方式实现、同时又能很好地保护腓肠神经避免其损伤呢。最终我们课题组在缝纫机原理的启发下发明了一套跟腱断裂通道辅助微创缝合系统（Channel Assisted Minimally Invasive Repair of Achilles Tendon Rupture, CAMIR），又称微跟通，通过特殊设计的切割器（图1-5）建立缝合通道，使腓肠神经位于缝合通道的外面，最大限度避免了腓肠神经的损伤，缝合方法为经典切开缝合方式Bunnel缝合方式的改良，手术时间仅需15～20分钟，手术切口只有1.5～2 cm（图1-6）（详见第11章），目前这一技术已被广泛用于新鲜跟腱断裂、马尾状撕裂、陈旧性跟腱缺损以及跟腱的止点撕脱病例的治疗。

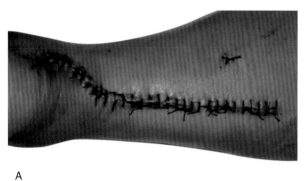

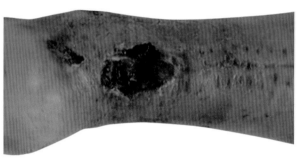

图1-4 切开缝合修复急性断裂的跟腱。（A）切口长约15 cm；（B）切口皮肤坏死、跟腱外露

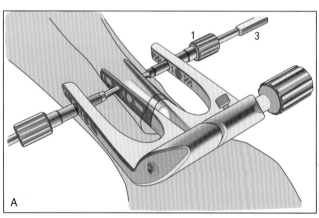

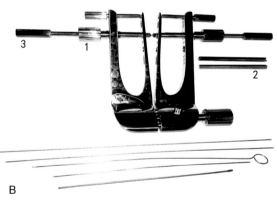

图1-5 解放军总医院骨科跟腱断裂微创修复技术课题组发明的跟腱断裂通道辅助微创缝合系统（CAMIR）。（A）ProE软件的加工设计图；（B）实物图。1：特殊设计辅助通道，通过皮肤、皮下、跟腱腱鞘，而腓肠神经位于通道的外面；2：中心和偏心导向器引导缝线缝合，以避免缝线交叉引起缝线切割；3：特殊设计的切割器，尖端侧面有一角度为30°的横刃在穿过深筋膜后可以完成切割腱鞘，实现通道和缝合器一起在跟腱表面移动，类似缝纫机样缝合

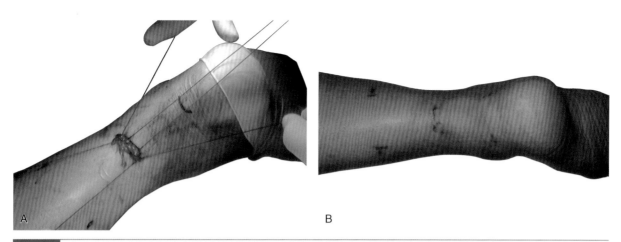

图1-6 跟腱断裂通道辅助微创缝合系统（CAMIR）修复跟腱断裂手术切口随访照片。（A）术中缝合，缝线打结；（B）术后1年随访切口愈合情况

第2章

跟腱应用解剖

跟腱的本质是肌腱，长约15 cm，是人体最粗大的肌腱，其主要功能是屈小腿、跖屈踝关节，易发生急性或慢性损伤，直接或间接导致足踝关节功能异常，因此对跟腱本身及其周围组织结构的了解非常重要（图2-1）。

- 跟腱由小腿三头肌（triceps surae）（比目鱼肌、腓肠肌内外侧头）、跖肌及其延续在足跟上方融合而成；在融合形成过程中，腱纤维在组织内有90º的扭转，自上而下逐渐变窄、增厚（跟骨结节上方4～6 cm位置最窄）；此外，该区域的血运相对较少。因此，踝关节过伸位突然用力时该位置应力集中，容易发生断裂。
- 跟腱是小腿肌肉力量传导至足部的最主要的解剖结构，是人类行走、奔跑、攀登等运动不可或缺的组织。有研究显示，跟腱在快跑时承受的力量是体重的12.5倍，约为900 kg；而在跳跃或骑自行车时承受的力量则达到体重的6～8倍。
- 跟腱止点位于皮下，在跟腱前面和后面各有一个滑囊衬垫，容易损伤而引起跟腱周围组织的急性或慢性炎症，从而诱发疼痛和不适。

一、跟腱的微结构

跟腱本身有复杂的、复合组织结构，由三级纤维束组成，周围包被腱外膜（epitenon），腱外膜向外与腱旁组织（paratenon）相连，向内与腱内膜（endotenon）相连（图2-2）。

- 胶原纤维是跟腱构成的基本单元，呈单轴纤维结构，直径为30～150 nm，由多个胶原纤维微丝绑定而成，基本结构为不溶性胶原分子，由可溶性骨胶原蛋白分子交联而成；多个骨胶原蛋白分子整合形成胶原纤维微丝，然后进一步整合形成胶原纤维。
- 胶原纤维包埋在组织间质内（富含水分和蛋白聚糖类物质，缺少细胞成分），也就是说，每一个胶原纤维周围都有由结缔组织构成的袖鞘，它允许胶原纤维组之间相对滑动，并且是血管、神经、淋巴进入跟腱深部走行的通道。同时，袖鞘将胶原纤维粘结成束（sub-fascicle），形成二级纤维束（fascicle）；成组的二级纤维束再粘结成三级纤维束，后者的平均直径为1 000～3 000 μm，埋藏在蛋白聚糖丰富的细胞外基质内。

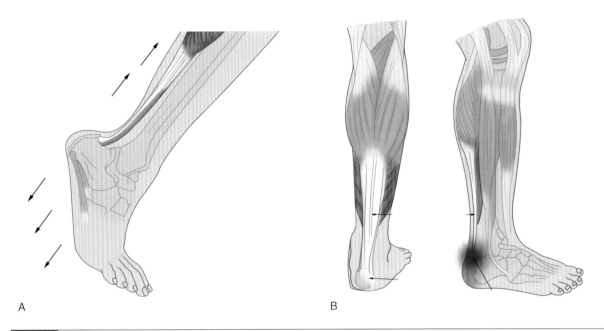

图 2-1　跟腱的功能。（A）提足后跟，使足跟离地蹬地；（B）跟腱容易损伤断裂的具体位置

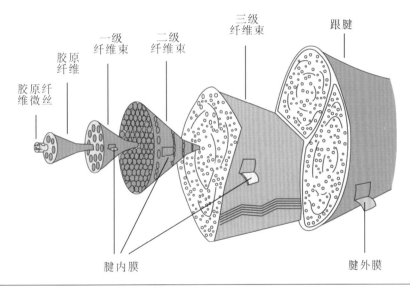

图 2-2　跟腱的结构示意图，从胶原纤维微丝到整个跟腱

- 胶原主要是 I 型胶原，后者占总量的 65%～80%；弹性蛋白约占 2%。
- 细胞主要是 tenoblast 和 tenocyte（拉长的成纤维细胞），细胞胞体呈纺锤形，成排排列在胶原纤维束之间，产生细胞外间质蛋白。

二、跟腱的大体解剖

小腿被筋膜间隔分割成四个间室，包括前、外、后深和后浅间室。

- 腓肠肌、比目鱼肌、跖肌及其延续形成跟腱（图 2-3），走行于小腿后浅间室内（图 2-4），受胫神经支配，由胫后、腓血管供应血液；后深筋膜将其与后深间室分离。

（一）腓肠肌

- 跨越膝、踝和距下三个关节，对抗足跟内翻、踝关节背伸，在膝关节完全伸直状态下承受

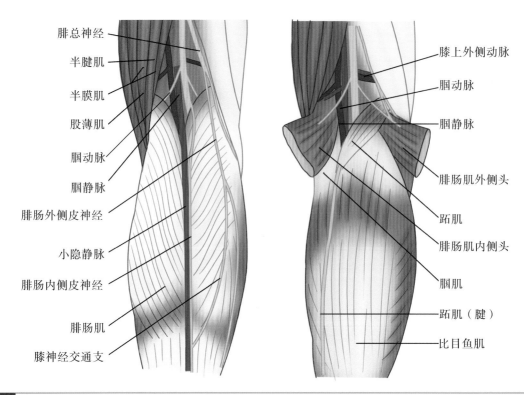

腓总神经
半腱肌
半膜肌
股薄肌
腘动脉
腘静脉
腓肠外侧皮神经
小隐静脉
腓肠内侧皮神经
腓肠肌
膝神经交通支

膝上外侧动脉
腘动脉
腘静脉
腓肠肌外侧头
跖肌
腓肠肌内侧头
腘肌
跖肌（腱）
比目鱼肌

图2-3 腓肠肌内外侧头、比目鱼肌和跖肌之间的解剖关系。腓总神经走行于腓肠肌外侧头的外侧，而胫神经血管束走行在腓肠肌内外侧头之间

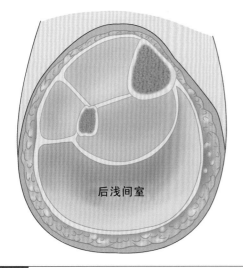

后浅间室

图2-4 腓肠肌、比目鱼肌、跖肌及其延续形成跟腱，走行在小腿后浅间室内

的张力最大。

● 主要由快速收缩纤维构成，负责屈膝、跖屈踝关节。受胫神经的第1和第2骶神经根支配。

● 小腿最浅表肌肉由内侧和外侧两个头构成，近端紧密贴附在股骨后表面及股骨后髁的基部并扩展成短筋膜，与关节囊后表面和腘斜韧带相连。内侧头和外侧头的肌纤维走行方向呈斜向，在小腿的中部融合，在远端扩展成筋膜附着在肌肉的前表面，筋膜逐渐变窄，与比目鱼肌肌腱融合形成跟腱的大部（图2-5和图2-6）。

■ 内侧头较大，起点位置相对于外侧头较高，并向小腿远端延伸得更远一些。内侧头的深部通常有一个滑囊并与关节囊相通。

■ 10% ～ 30%的患者腓肠肌外侧头的肌腱内有一个籽骨（febella）（图2-7），与股骨外侧髁形成关节的关系。

◆ 籽骨通常是双侧的，是fabellofibular韧带的附着点，止于膝关节囊的后外侧角上，容易被误诊为撕脱骨折。

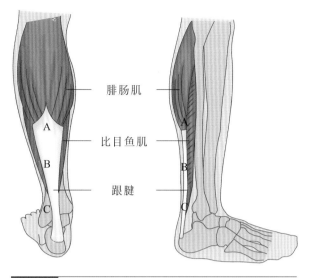

（二）比目鱼肌

- 维持踝关节位置肌肉，属于慢速肌纤维构成，可在行走过程中保持身体直立，防止身体向前倾倒；一旦身体重心移动超过膝关节，比目鱼肌就会收缩，拉紧跟腱。

- 小腿部位力量最强肌肉，与腓肠肌相比，比目鱼肌可给跟腱动力提供更多的肌纤维，是踝关节跖屈的主要力量。

- 解剖：起自腓骨头的后表面、腓骨后面近端的1/4及胫骨后面的中间部分；部分肌纤维起自比目鱼肌肌腱弓（比目鱼肌在胫骨和腓骨头之间的附着部分形成拱形结构，下方走行胫神经和血管束）。比目鱼肌与腓肠肌在小腿远端汇聚形成跟腱以前，覆盖比目鱼肌前后的两叶筋膜相互平行，但长度不等。

- 受胫神经的第1和第2骶神经根的支配。

  ■ 与腓肠肌相比，羽状肌更加宽大，肌腹被前后宽厚的筋膜包绕（见图2-5和图2-6）。

图2-5 腓肠肌-比目鱼肌-跟腱复合体的筋膜包裹关系示意图。腓肠肌筋膜逐渐汇聚在A点形成跟腱；比目鱼肌后面包裹筋膜向远端延伸，在B区与腓肠肌腹侧筋膜融合汇聚成跟腱；比目鱼肌腹侧包裹筋膜在C点与跟腱融合；比目鱼肌肌纤维向远端延续，直接附着在包裹的筋膜表面，最终通过跟腱传导力学发挥其功能

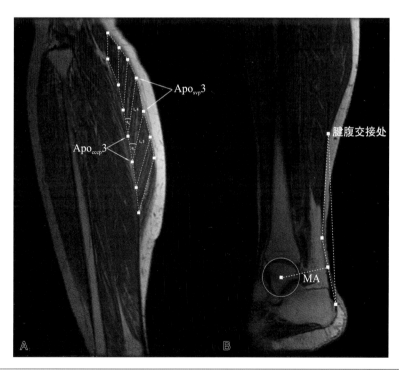

图2-6 腓肠肌-比目鱼肌-跟腱复合体的高分辨率MRI影像。（A）近端；（B）远端。Lf：fascicle length，肌束长度；Apo_{sup}：superficial aponeurosis，表浅筋膜；Apo_{deep}：deep aponeurosis，深部筋膜；α：羽状角度；MA：Achilles tendon moment arm，跟腱作用力矩（修改自：Csapo R, Malls V, Hodgson J, et al. Age-related greater Achilles tendon compliance is not associated with larger plantar flexor muscle fascicle strains in senior women. Journal of Applied Physiology, 2014, 116(8): 961-969. ）

- 比目鱼肌内部又有多个筋膜将比目鱼肌前后筋膜形成的鞘分成几部分，以加强比目鱼肌的力量（图2-8）。
- 肌纤维的长度不一，16～45 mm不等，与腓肠肌相比向远端延伸得更远，与远端的腓肠肌腹侧的筋膜相连。

- 比目鱼肌副肌早在公元19世纪就已有人记载。这一解剖结构通常与踝关节后内侧的疼痛有关，即局部劳累性间室综合征——起先被认为很少发现，近年来随着磁共振（成像MRI）在临床的应用（图2-9），副肌诊断经常被发现，发生率为0.7%～6%，可能是发育过程中的变

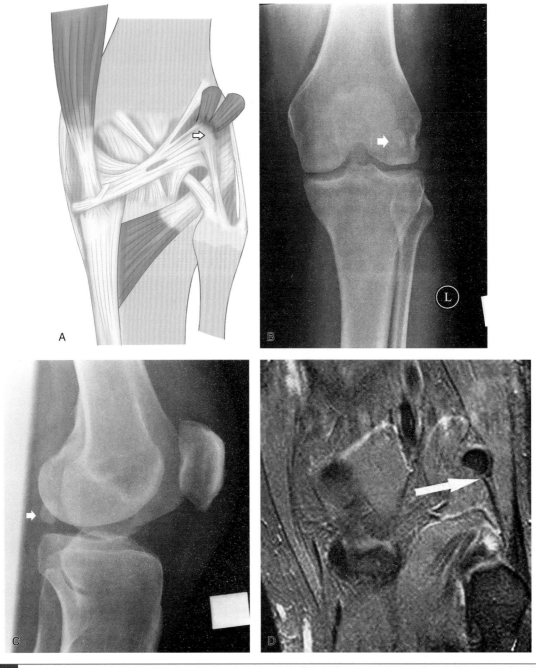

图2-7　腓肠肌外侧头肌腱内的籽骨（白色箭头所指）。（A）大体解剖位置；（B）膝关节正位像；（C）膝关节侧位像；（D）MRI冠状位像

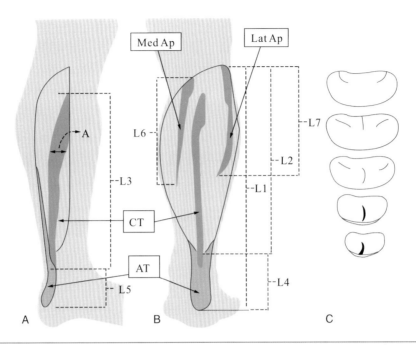

图2-8 比目鱼肌内部的筋膜结构。（A）小腿内侧部分的矢状剖面结构；（B）小腿比目鱼肌后面观；（C）横断面。Med Ap：medial aponeurosis，内侧筋膜；Lat Ap：lateral aponeurosis，外侧筋膜；CT：central tendon，中央腱；AT：achilles tendon，跟腱（修改自：Ramon B, Xavier A, Gil R, et al. The soleus muscle: MRI, anatomic and histologic findings in cadavers with clinical correlation of strain injury distribution. Skeletal Radiol, 2013, 42(4): 521-530. ）

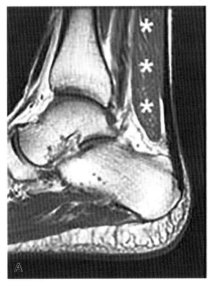
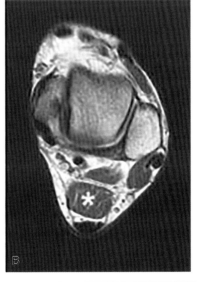

图2-9 比目鱼肌副肌。（A）T$_1$加权像；（B）T$_2$加权像。★：代表比目鱼肌副肌

异，可以是单侧或双侧。比目鱼肌副肌多数近端典型起自胫骨远端后面，较少起自比目鱼肌深筋膜或其他屈肌肌腱表面。副肌多数通过单独的肌腱止于跟骨，少部分止于跟腱或跟骨上表面或跟骨外侧。变异的肌肉通常有自己的筋膜鞘，血液供应来自胫后动脉。

（三）跖肌

● 起自股骨粗线外侧延长下半部分、后外侧膝关节囊表面的腘斜韧带，部分止于跟骨结节后内侧，部分止于屈肌支持带或小腿筋膜上。有屈膝、踝关节跖屈和足内翻作用。在6%～8%人群，跖肌肌腱缺如。

● 跖肌肌腱较薄，呈梭形，斜向走行，通常有7～10 cm长的肌腹；走行于腓肠肌和比目鱼肌之间，与跟腱的内侧部分平行（图2-3）。

（四）跟腱

● 起自小腿中部，由腓肠肌和比目鱼肌肌腱汇聚延续形成，联合腱长10～15 cm，腓肠肌部分长11～26 cm，比目鱼肌部分长3～11 cm。

　　■ 跟腱厚度：267例患者的超声检查和MRI检查结果显示，10岁以下儿童为4.6 mm，10～17岁为6.1 mm，18～30岁为6.3 mm，30岁以上为6.9 mm。腓肠肌最远端部分到腓肠肌-比目鱼肌连接部分的距离为2～8 cm。

　　■ 比目鱼肌肌纤维附着在跟腱的前表面，即差不多其本身的附着处。

　　■ 腓肠肌和比目鱼肌肌纤维对跟腱提供的动力个体之间差异比较大，但多数人比目鱼肌提供的相对较大。

● 跟腱腱纤维在下行过程中逐渐旋转，而不是直接延续，这个过程就形成了跟腱的弹性回缩力，有助于发挥跟腱弹跳功能。

　　■ 在腓肠肌和比目鱼肌连接处，跟腱相对比较宽大和扁平。越向远端，在距跟腱止点距离4 cm位置，跟腱截面逐渐变成卵圆形；而在跟腱附着点处，跟腱又变得扁平。

　　■ 随着跟腱向远端的延伸，腱纤维不同程度逐渐内旋（大约90º），呈螺旋状，结果是：比目鱼肌开始在后侧的纤维在附着点部位就在内侧了，而腓肠肌纤维开始在前侧的纤维在附着点位置就在外侧了。

　　■ 这两块肌肉汇聚融合的位置决定了纤维旋转的程度，汇聚点越远，旋转程度越大。这种旋转有助于提升跟腱的延展力及弹性回缩力，在正常运动过程中有助于储存能量的释放。跟腱本身相比腓肠肌和比目鱼肌单纯收缩能够产生更快的肌肉收缩速度以及更强大的肌肉瞬间爆发力。

　　■ 在跟腱附着点近端2～5 cm处，腱纤维旋转程度最大，这一区域应力集中、最大，同时这一区域血供相对较差，因此容易退变和损伤。

● 跟腱附着于跟骨结节后面的中间部分位于骨性结构上缘远端1 cm的位置（图2-10）。

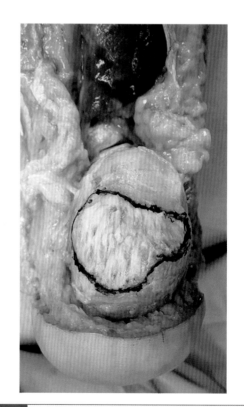

图2-10　跟腱附着部位区域后面观。内侧部分相对宽大，中央部分位于跟骨结节

- 跟腱附着区域：平均19.8 mm长，近端24 mm宽，远端31 mm宽；内侧附着区相对较长；在附着远端，跟腱附着延续为跟骨骨膜。在婴儿时期，连续厚的胶原纤维连接跟腱和跖筋膜；而随着年龄的增长，这些纤维逐渐减少，最终逐渐消失。

- 跟腱在跟骨附着区域呈典型的纤维软骨结构（图2-11），包含四个区域：致密的纤维结缔组织、未钙化的纤维软骨、钙化的纤维软骨和骨结构。典型纤维软骨末端结构是腱骨结合部位，包括纤维软骨的钙化区和非钙化区。这一结构消除了与硬组织界面连接时的腱纤维弯曲反折问题，在一定程度上保护了跟腱。

- 跟骨后方的滑囊结构位于跟腱附着部位的前方、跟骨和跟腱之间。

  - 这一滑囊结构，外形呈楔形，横截面呈马蹄形，两侧延伸到跟腱的内外侧缘；踝关节跖屈和背伸过程中允许滑液囊形状改变，帮助跟腱在跟骨表面滑动。滑囊的后壁有一纤维籽骨，位于跟腱的前面。踝关节背伸过程中，滑囊的前壁与跟骨后上方骨膜纤维软骨形成关节样结构，这一结构允许肌腱对抗跟腱的张力，形成力矩样结构，以有效提高跟腱的功能。

- Kager三角：指跟腱和胫骨后界之间形成的间隙，内有脂肪组织填充（Kager's fat pad）（图2-12）。

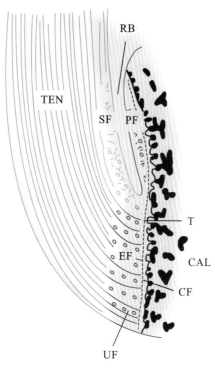

图2-11 跟腱在跟骨附着区域结构模式图。附着区域有三类纤维软骨结构：腱骨结合部位的纤维软骨（EF）、跟腱深面的籽骨纤维软骨（SF）及其向对面跟骨表面的纤维软骨骨膜（PF）。SF和PF之间有跟腱后滑囊（RB）填充，在踝关节活动过程中呈类似关节样结构，可增加跟腱的力矩。腱骨结构形成了一个移行区域，跟腱（TEN）–未钙化纤维软骨（UF）–钙化纤维软骨（CF）–跟骨（CAL）从未钙化带到钙化带之间形成一个标记区域（虚线标示）。TEN：跟腱；EF：enthesial fibrocartilage，纤维软骨；CAL：calcaneus，跟骨；CF：calcified fibrocartilage，钙化的纤维软骨；UF：uncalcified fibrocartilage，未钙化纤维软骨；T：tidemark，标记；SF：sesamoid fibrocartilage，籽骨；PF：periosteal fibrocartilage，骨膜；RB：retrocalcaneal bursa，跟骨后滑囊（修改自：Andrew D, Waggett AD, Ralphs JR, et al. Characterization of collagens and proteoglycans at the insertion of the human achilles tendon. Matrix Biology, 1998, 16(8): 457–470. ）

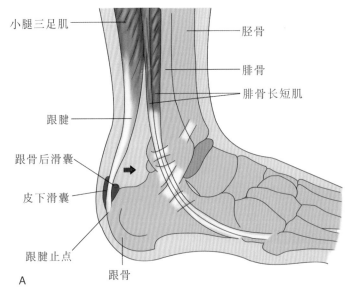

小腿三足肌
胫骨
腓骨
腓骨长短肌
跟腱
跟骨后滑囊
皮下滑囊
跟腱止点
跟骨

A

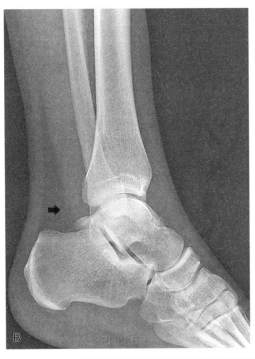

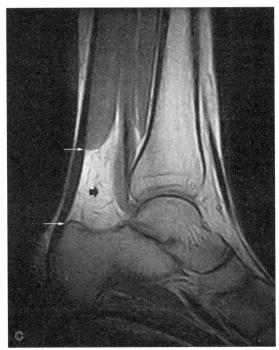

图2-12 Kager三角。（A）解剖示意图；（B）踝关节侧位像；（C）踝关节MRI。黑色箭头所指代表Kager三角

- 这一脂肪垫包括三种不同区域：跟腱的浅层结构、踇长屈肌深层结构和跟骨滑囊楔形结构。踝关节跖屈过程中这一脂肪垫将进入滑囊区域。

- 脂肪垫的力学功能在于：减少跟腱和骨面之间的摩擦，防止跟腱在负载情况下发生扭结，作为间隙填充物防止踝关节跖屈过程中在滑囊内形成负压，保护供应腱结构

的血管。

- 在肢体本体感觉功能保持上也起重要作用，因为脂肪垫内含有大量的感觉神经末梢。

● 跟腱不是滑液腱组织，因为它没有真正的滑囊腱鞘。跟腱全长包绕着腱周组织，这是一种松散的、薄的、可以滑动的膜样组织（图2-13和图2-14），允许腱在包绕组织套内自由滑动。尽管这种结构没有腱鞘那样有效，但

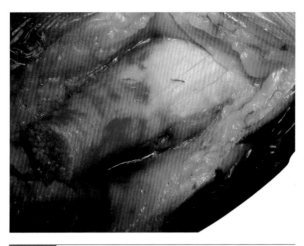

图2-13 跟腱周围腱周组织呈透明状，可以清晰地看见肌腱，腱周组织内有纵向排列的血管

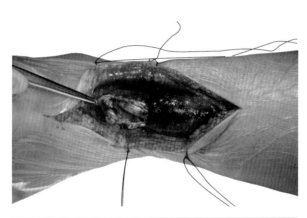

图2-14 跟腱断裂以后，腱周组织损伤，充血肿胀，好像"鼻涕"一样（术中必须保护和修复，不应切除）

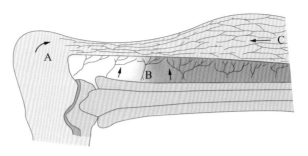

图2-15 跟腱的血液供应来源于三个方面：（A）跟腱的附着区域、（B）腱周组织和（C）腓肠肌（修改自：Carr AJ, Norris SH. The blood supply of the calcaneal tendon. J Bone Joint Surg Br, 1989, 71(1): 100–101.）

同样可以减少跟腱滑动的阻力。在腱周组织内，跟腱全长包绕在光滑的结缔组织鞘内，称为腱外膜。在腱外膜的最外层是腱旁组织，最内层是腱内膜，腱外膜连接胶原纤维和纤维束，内有供应跟腱神经、血管、淋巴回流的管道。

三、跟腱的血液供应

● 跟腱的血供主要有三个来源：腱腹连接和腱骨连接的内源性供血系统以及通过腱周组织的周围节段性供血系统（图2-15）。

　■ 其中，腱周组织内的节段性供血系统被认

为是跟腱血运的主要来源。跟腱周围无腱鞘，仅有疏松网状组织（腱周组织）。腱周组织连接肌腱及其周围筋膜，其内的血管供应跟腱营养。跟腱背侧有7～8层润滑层，每层间有独自营养血管，层与层之间有血管通行；踝关节活动时，层与层之间可有活动。

● 跟腱营养动脉分布显示下段区域血供相对较少。跟腱中的血管数随着年龄的增长而逐渐减少。跟腱的血供来自两个主要的动脉源，即胫动脉源和腓动脉源。胫动脉发出跟腱内侧动脉深、浅支和跟腱动脉深纵支。跟腱内侧动脉从内侧滋养跟腱，自上至下营养内侧跟腱；跟腱动脉深纵支贯穿跟腱全长，为跟腱最重要的营养动脉。腓动脉分出跟腱外上和外下动脉，从外侧营养跟腱。上述动脉在跟腱外膜和内膜形成动脉网。Stein等通过放射性核素扫描也证实，跟腱止点4～6 cm节段的血管显影较少（Carr AJ, Norris SH. The blood supply of the calcaneal tendon. J Bone Joint Surg Br, 1989, 71(1): 100-1.）。

四、跟腱的神经支配

● 跟腱的神经支配来自支配腓肠神经和比目鱼肌的神经以及一些小的皮神经的神经束，特

别是腓肠神经。

- 腓肠神经是单纯的感觉神经，由胫神经分出的内侧皮神经和腓总神经分出的外侧皮神经汇聚形成。沿着腓肠肌的两个头之间下行，平均长度为14 cm，粗为3.61 mm，走行路径变异较大；在腓肠肌和比目鱼肌连接处，走行位于腓肠肌肌腱内侧缘外侧 46 mm（27～69 mm），外侧缘内侧12 mm（7～17 mm），位于肌筋膜的深层或浅层（图2-16）。

- 做腓肠肌延长术（gastrocnemius lengthening）时，腓肠神经受损伤的可能性非常高，约为10%。

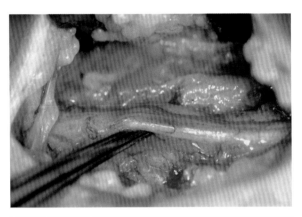

图2-16 腓肠神经的长度为6～30 cm（平均14 cm），直径为3.5～3.8 mm（平均3.61 mm）（修改自：Mahakkaukrauh P, Chomsung R. Anatomical variations of the sural nerve. Clin Anat, 2002, 15(4): 263–266.）

- 腓肠神经越过跟腱的水平位于距跟腱止点距离约为9.83 cm（6.5～16 cm），然后向前走向足的外侧缘（图2-17）。

- 腓肠神经纵向分出一些小的分支形成神经束，止于跟腱，与局部疼痛和关节本体感觉反射有关。

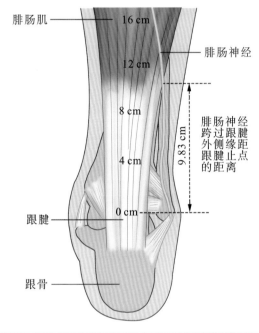

图2-17 腓肠神经走行与跟腱的位置关系（修改自：Webb J, Moorjani N, Radford M. Anatomy of the sural nerve and its relation to the Achilles tendon. Foot Ankle Int, 2000, 21: 475–477.）

第3章

跟腱损伤的主观评估

一、损伤机制

- 跟腱损伤后可引起局部营养不良而发生变性，这为跟腱断裂创造了条件。跟腱长期慢性牵拉劳损可产生跟腱炎、腱周炎和跟腱组织变性。腱周炎影响跟腱微循环而影响跟腱血供。有些患者在跟腱完全断裂前就存在腱束散在的不全离断，如遇突然暴力，则跟腱解剖学连续性完全中断，即发生闭合性跟腱断裂。

- 跟腱断裂容易发生于偶尔参加运动的中年人，所以也称这类人为"周末运动员"（weekend warrior）。

- 跟腱开放性断裂，多为锐器切割损伤。

二、损伤分型

- 跟腱损伤根据损伤的程度基本可以分为挫伤、部分断裂和完全断裂。

  - 挫伤：不涉及跟腱纤维的断裂，经过膝踝关节的制动，休息3周，多能够痊愈。

  - 部分断裂：涉及跟腱纤维部分断裂和回缩，

而有部分跟腱纤维连接，治疗多以保守治疗为主。

  - 完全断裂：多需手术治疗；对于老年人或手术禁忌患者才考虑保守治疗。

- 对于跟腱的完全断裂，解放军总医院建议，跟腱断裂的治疗应该根据其病理变化特点和断裂后的时间分为三种情况：①伤后10天（急性损伤）；②伤后10～20天（亚急性损伤）；③伤后20天后（陈旧性损伤）。

  - 急性损伤：伤后1周内，最多不超过10天，手术切开时可见跟腱纤维呈亮白色，韧性好，无水肿或水肿程度很轻，缝合时组织对缝线的把持力很好，单纯的踝关节跖屈即可以使跟腱断端接触。

  - 亚急性损伤：伤后10～20天，腱周组织肿胀，肉芽瘢痕形成，脆性大，跟腱纤维组织变脆，对缝线把持力弱，缝合的牢固程度降低，同时通过踝关节跖屈不能使跟腱断端接触；此时跟腱近端的挛缩达3～6 cm。通过V-Y延长（Abraham V-Y法）和踝关节的跖屈可以获得断裂跟腱端端的接触。

- 陈旧性损伤：伤后20天以后的跟腱纤维肿胀消退，瘢痕略有老化，对缝线的把持力增强，缝合时手感好，但跟腱挛缩往往超过6 cm，通过踝关节跖屈和跟腱的V-Y延长也不能实现跟腱断端的接触。此时需要做跟腱筋膜瓣的翻转缝合（Lindholm法），或加腓骨长肌或短肌肌腱或姆长屈肌肌腱的转位加强。

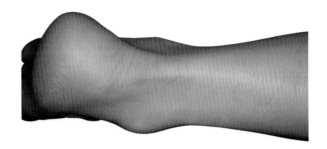

图3-1　正常跟腱侧面观。跟腱局部连续饱满，触之有弹性、张力

三、临床评估

- 病史：有对跟腱的明确的锐器或钝器的直接切割、打击，或者跑跳等剧烈运动后自觉被人从背后踹了一脚或有棒击感；患者受伤时，自己或别人可以听到清脆的响声。
- 症状：跟腱局部出现肿胀、疼痛；足跖屈或蹬地无力；站立行走困难；爬楼梯困难。
- 体格检查：

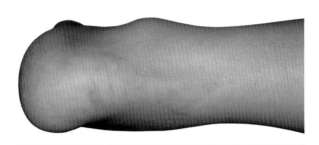

图3-2　跟腱完全断裂，局部凹陷，触之空虚、无张力、无弹性

  - 正常跟腱外观饱满，触之有弹性（图3-1）跟腱断裂时触摸会发现其连续性中断、有凹陷（图3-2）。
  - 踝跖屈力量明显减弱，不能提后足跟站立（提踵试验阳性）（图3-3）。
  - Thopmson征阳性：患者要跪在床边或者取俯卧位，正常拿捏小腿三头肌伴踝跖屈运动；如果踝不能跖屈，提示跟腱断裂（图3-4）。
  - Matles试验：患者俯卧位、屈膝90°，与健侧相比，患侧踝部更处于背伸位。因为跟腱已断裂，腓肠肌、比目鱼肌联合肌腱与跟骨相连接的肌腱缺乏张力，因足自身重力，患侧足部较健侧更显背伸（图3-5）。
  - O'Brien针试验：患者同样取俯卧位，用一枚皮下针刺入患者距跟腱附着于跟骨处的近端10 cm处，这样针尖即位于跟腱组织内；然后，试验者用手法将患者的足部跖屈或背伸。背伸时，如针尾能向近端移动，则说明针能到跟骨处的肌腱连接；反之，可能断裂（图3-6）。

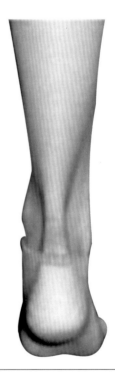

图3-3　提踵试验：单脚站立提足后跟，可见足后跟轻松离地，跟腱紧张、饱满而有弹性。如果跟腱断裂，则足后跟不能离地，跟腱外形消失，触之有凹陷感

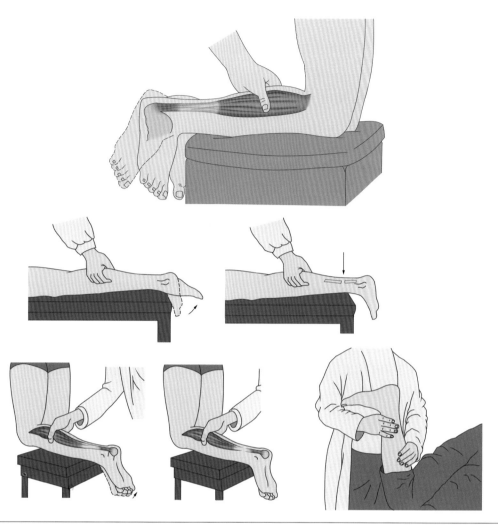

图 3-4　Thompson 征用于检查腓肠肌–比目鱼肌–跟腱复合体的连续性（修改自：Browner B, Jupiter J, Levine A. Skeletal Trauma: Fractures, Dislocations, and Ligamentous Injuries, 2nd ed. Philadelphia: WB Saunders, 1997.）

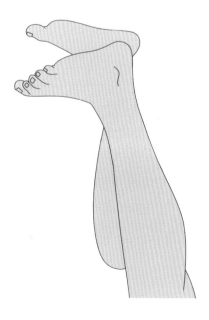

图 3-5　Matles 试验。相对于健侧，跟腱断裂侧踝关节因重力关系，足更加背伸

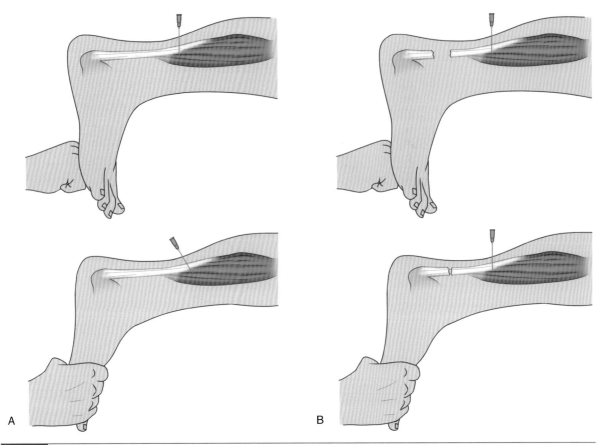

图3-6 O'Brien针试验。（A）正常跟腱；（B）断裂跟腱

- 根据患者病史、症状、体征及影像学检查，跟腱断裂诊断一般并不困难，但是容易被年轻医生忽视而漏诊。
  - 漏诊的原因有：①对开放性损伤只认为是皮肤软组织裂伤，不做详细检查；②跟腱断裂后，足跖屈活动不完全消失，因为胫后肌、腓骨长短肌、屈趾肌仍可做屈踝、屈趾的活动；③跟腱断裂后，部分患者仍能站立跛行。
- 跟腱断裂通过临床查体多能诊断，但是跟腱断裂的裂隙宽度通过临床查体确定就非常困难，需要进行进一步的客观检查评估。

四、跟腱功能评估

- 常用Amer-Lindholm疗效评价标准：

  - 优：患者无不适，行走正常，提踵有力；小腿周径减少＜1.0 cm，踝关节背伸或跖屈角度减少＜5º。
  - 良：患者轻度不适，行走稍有不正常，提踵稍有乏力，小腿肌力较健侧减弱；小腿周径减少＜3.0 cm，踝关节背伸减少5º～10º，跖屈角度减少5º～15º；
  - 差：患者小腿肌力较健侧明显减弱，提踵困难；小腿周径减少＞3.0 cm，踝关节背伸角度减少＞10º，跖屈角度减少＞15º。

五、对跟腱炎疼痛局部封闭引起的不良反应要予以足够的重视

- 局部封闭（内有激素）后，可导致跟腱周围小血管炎症损害，使血管通透性增加，触发

血管内凝血，影响跟腱周围血运，引起跟腱退行性病变、脆性增加、弹性减弱、承受负荷的能力降低。因此，局部应用激素后，肌腱负荷受损，很容易出现跟腱断裂。

● 对于跟腱周围炎症，一般物理治疗能够解决的问题尽量不用侵入性治疗（如局部封闭），即使痛点封闭也应该严格掌握适应证及药物的浓度，并且治疗后应避免负重活动。

● 对于这类患者（有局部封闭治疗史），切开缝合修复跟腱断裂时应该特别小心，因为他们容易出现皮肤切口问题，严重时则跟腱外露、跟腱坏死，住院时间延长，治疗费用增加。

● 对于这类患者，推荐使用微创缝合技术治疗。

第 4 章

跟腱断裂损伤的客观评估

最有效便捷的检查方法是超声检查，可明确跟腱是否断裂、断裂的位置。磁共振成像可进一步判断跟腱变性的程度、断裂的位置。普通X线片可用于判断是否伴有跟腱附着部位的急性撕脱骨折。

一、X线检查

- 可见局部软组织肿胀。Kager三角：为脂肪影像，由跟腱前缘、跟骨上缘及深部屈肌肌腱后缘构成。
- 当跟腱损伤或撕裂时，三角区轮廓模糊、密度增高，或三角区影像消失，成为阳性Amer征（图4-1）。
- 跟腱止点撕脱，往往带有撕脱的小骨块，X线片可以清楚地显示（图4-2）。
- Haglund畸形，跟骨后方骨性突起在踝关节活动过程中撞击跟腱（图4-3）。
  - 术前评估：如果跟骨后上角骨性突出、碰撞跟腱，需切除部分后上角骨质，以解除踝关节屈伸过程中骨质对跟腱的顶撞（图4-4）。

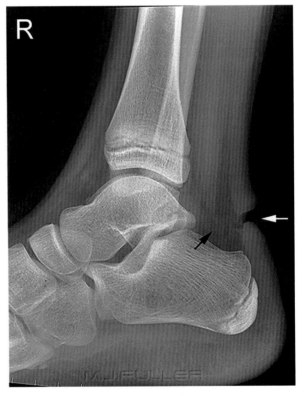

图4-1 阳性Amer征：正常跟腱前缘光整，当跟腱撕裂时，断裂的跟腱前移，其前缘出现台阶。白色箭头显示跟腱断裂位置；黑色箭头显示Kager脂肪垫变化

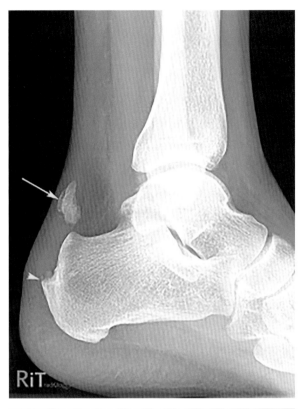

图4-2　踝关节侧位像。跟腱止点撕脱，有一个撕脱的小骨块（黄色箭头）。黄色三角为跟腱止点撕脱部位

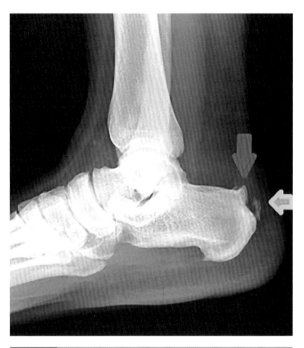

图4-3　踝关节侧位像。跟骨后上角骨性突起（pump bump）（红色箭头）、跟腱止点钙化（绿箭头）

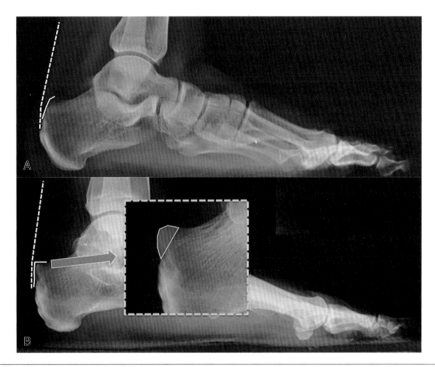

图4-4　（A）正常跟骨侧位像；（B）Haglund畸形，跟骨后方骨性突起在踝关节活动过程中撞击跟腱（虚线），与正常跟骨相比，实线部分为需要切除部分（方框内标识的红色区域）

二、B超检查

● 跟腱正常结构：正常跟腱组织在矢状面超声图像中呈平行排列的连续束状中强回声（图4-5A），上、下界边缘清晰，表现为纤维样结构，其前方为Kager脂肪三角。

　■ 横断面超声图像显示跟腱起点、止点分别呈椭圆形、月牙形的均质较强回声，跟腱中间部分呈圆形均质较强回声，其内部可见等间距的粗大强回声光点（图4-5B）。

● 跟腱异常结构：

　■ 不完全断裂跟腱（图4-6），损伤处结构层次紊乱，肌腱纤维部分连续性中断，部分连续性好，断端可见不均性低回声区或无回声区。超声矢状面图像显示，平行束状回声逐渐呈锯齿状减弱，表现为部分未断裂跟腱变薄。

　■ 跟腱完全断裂时（图4-7至4-9），超声矢状面图像显示跟腱不连续、局部增粗，腱周回声不均，断端间隙可见低回声团或无回声团。超声横断面图像显示横径增大，接近断裂端时可见回声不均、回声减低；到达断端间隙血肿时，可见低回声区或无回声区，继续远端扫描则又可见腱组织回声区。

　■ 术后短期随访：2周时，患者损伤断端开始出现跟腱的连续信号，跟腱的横径和前后径增大，内部呈中等不均匀回声，其中以马尾状撕裂表现较为典型。6周时，患者的跟腱连续信号比较完整，跟腱的横径和前后径仍较健侧增粗，内部呈不均匀的中强回声。6个月后，跟腱回声比较接近正常跟腱回声，回声稍粗，但回声均匀、连续性信号更加完整。

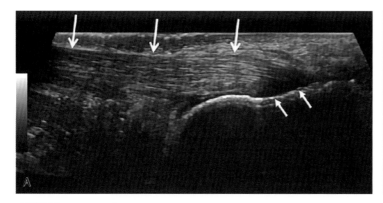
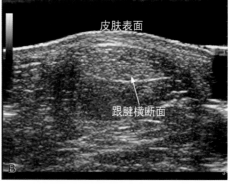

图4-5　正常跟腱超声影像。（A）矢状面，正常跟腱组织呈平行排列的连续束状中强回声（白色箭头）；跟腱止点附着纤维发生扭转，出现回声分散（白色短箭头）；（B）横断面

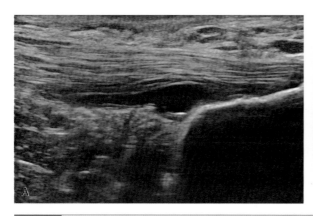
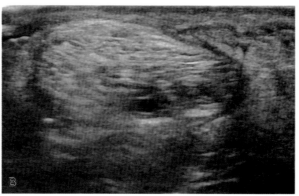

图4-6　跟腱不全撕裂。（A）矢状面扫描；（B）横断面扫描

- 跟腱超声检查技巧及注意事项：
  - 正常跟腱的超声图像显示清楚、特征明显，组织结构易于分辨。但伤后跟腱局部结构紊乱，图像干扰较大，需横断面、矢状面反复扫描方能辨认清楚。
  - 观察跟腱断裂的具体位置、断裂程度、断端间有无血肿、有无分离及断端邻近组织的变化情况。
  - 超声探头翻转同时被动屈伸踝关节或捏小腿三头肌以动态比较踝关节运动时的断端变化，对于判断完全断裂或部分断裂非常有意义。

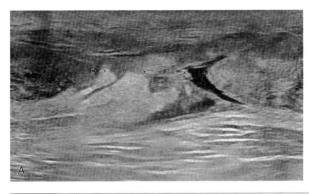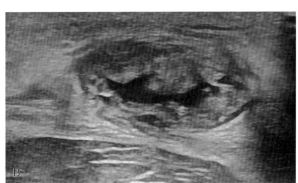

图4-7　跟腱完全断裂。（A）矢状面扫描；（B）横断面扫描

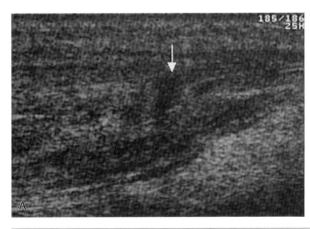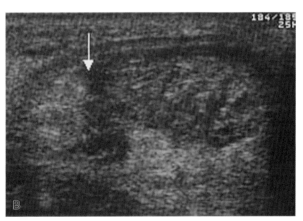

图4-8　跟腱腱腹连接处断裂。（A）矢状面扫描；（B）横断面扫描

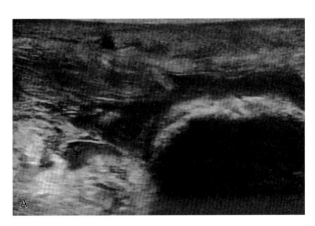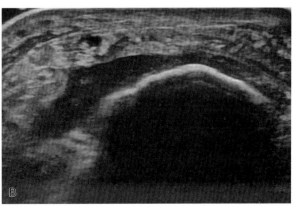

图4-9　跟腱止点撕脱。（A）矢状面扫描；（B）横断面扫描

◆ 完全断裂时，踝背伸或捏小腿三头肌可见断端近侧回缩分离、裂隙加大，而踝关节跖屈时断端间距离缩小，但仍可见裂隙。

◆ 部分断裂时，踝背伸或捏小腿三头肌也可见断端分离，但幅度明显减小。由于深层未断裂的肌腱被拉长绷紧，超声图像上更容易显示未断裂的部分，因此，同时显示断端和未断裂的肌腱征象是跟腱部分断裂的重要诊断依据。

● 检查时，患者体位一定要固定不动。跟腱解剖结构不是标准的几何体，扫描轴线和跟腱轴线很难完全一致，因此，受伤部位也就很难在一个切面上完整显示。

三、磁共振成像（MRI）

● MRI是诊断跟腱断裂的最可靠的影像学证据（图4-10），可直接显示跟腱连续性中断及裂隙的大小。

● MRI可以精确测量跟腱断裂间隙的大小及断裂位置距跟腱止点的距离（图4-11），对于术前手术计划的制订，特别是切口中心位置的确定，非常有帮助。

● 跟腱异常结构（图4-12和图4-13）：

● 跟腱MRI检查注意事项：

■ 安装人工心脏起搏器者及神经刺激器者，检查禁忌。

■ 颅内有银夹及眼球内有金属异物者，检查禁忌。

■ 心电监护仪不能进入MRI检查室。

■ 动脉支架植入术后、人工心瓣膜植入术后，检查禁忌。

■ 各种危重病患者，如外伤或意外发生后的昏迷、烦躁不安、心律失常、呼吸功能不全、持续失血及二便失禁者等，检查禁忌。

■ 检查部位有金属物（如有内固定钢针、钢钉等），检查禁忌。

■ 妊娠妇女慎做检查，如有可能已怀孕，请告知检查医生。

■ 请将病历、X线片、CT片、既往MRI片等资料随同带到MRI室供诊断医生参考。

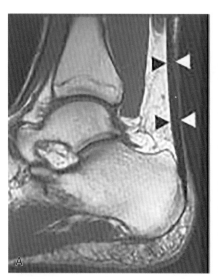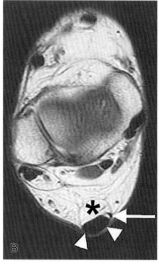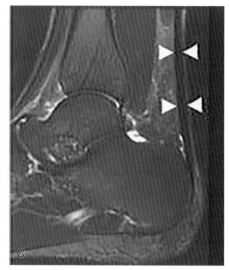

图4-10 MRI显示正常的跟腱结构，箭头之间标记部分为正常跟腱组织。（A）T_1加权像，跟腱矢状面；（B）T_1加权像，跟腱横断面；（C）T_2加权抑脂像，跟腱矢状面。星号所指为跟腱前方的脂肪垫

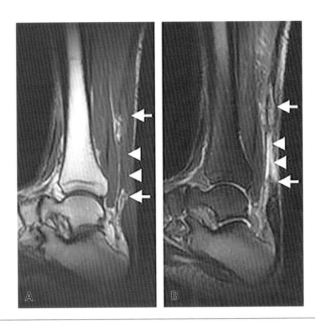

图4-11 跟腱完全断裂马尾状撕脱，白色箭头所指为马尾状撕裂的跟腱残端，白色三角所指为跟腱残端之间间隙，呈现高信号。（A）T$_1$加权像；（B）T$_2$加权抑脂像

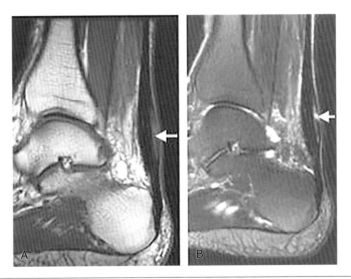

图4-12 跟腱梭形肥厚、腱内异常信号（白色箭头所指）。（A）T$_1$加权像；（B）T$_2$加权抑脂像

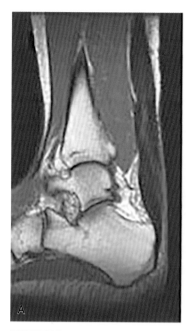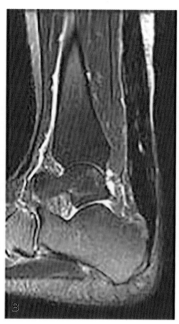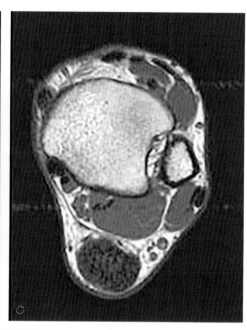

图4-13 跟腱陈旧性断裂保守治疗，跟腱增粗、肥厚，但腱纤维是连续的，患者能够步行，但是提踵无力。（A）T₁加权像；（B）T₂加权抑脂像；（C）T₂加权横断面图像

第5章

跟腱断裂修复治疗原则

- 对于闭合性跟腱完全断裂是否手术修补缝合，在医学界一直是一个争论的话题。一部分学者认为，跟腱断裂的修复方式都是瘢痕愈合，只要保持踝关节跖屈位，断裂的跟腱都能愈合，而手术切开增加了切口感染的风险，因此建议保守治疗。另一部分学者则建议手术治疗，他们认为，手术治疗后断裂跟腱精确缝合可大大增加术后跟腱跖屈力量，且通过手术方案的优化可以大大降低手术并发症的发生，同时术后早期功能康复训练、理疗等能够通过主动、被动机械刺激促进跟腱组织的愈合。

- 2005年*JBJS*发表了一篇有关跟腱断裂治疗的随机对照临床研究的meta分析，包含12项研究、800名患者，研究了由3位学者分析的数据，并使用了10项标准独立评估，研究发现，跟腱再次断裂发生率保守治疗组为12.6%，手术治疗组只有3.5%；伤口感染的发生率手术治疗组为19.5%，而保守治疗组为0；经皮微创缝合跟腱手术方案再断裂率与手术组接近，而感染的发生率为0；该结果为骨科医生和患者带来了希望和挑战。

- Myerson分类法指导临床手术方案选择：Ⅰ型，缺损长度＜2 cm，踝关节跖屈后可直接端端缝合；Ⅱ型，缺损长度为2～5 cm，采用三头肌肌腱腱腹交界部V-延长修复或联合肌腱移位进行加固；Ⅲ型，缺损长度>5 cm，采用肌腱转位桥接跟腱缺损或联合三头肌肌腱V-Y推进。对于Myerson Ⅲ型跟腱断裂，因为其跟腱缺损较多，运用传统手术方法修补后，大部分依靠晚期瘢痕组织填充缺损处，术后可能有跟腱延长、小腿三头肌无力、足蹬力量下降、踝关节背伸困难、皮肤粘连等并发症发生。

- 解放军总医院骨科对跟腱闭合断裂治疗的建议是：①年轻人需要运动，跟腱的结实程度对于运动程度十分重要，因此建议手术治疗；②老年人活动量小，多有糖尿病、高血压等并发疾病，可以选择保守治疗。

  - 非手术治疗，多选用跟腱靴、石膏或支具，即将踝关节固定在跖屈30°位8～12周（详见第6章）。

  - 切开缝合修复方法的选择：解放军总医院骨科建议如下：

◆ 新鲜跟腱断裂，断端不齐多呈马尾状，断裂近端回缩、断端缺损出现大约3 cm，通过踝关节跖屈跟腱断端可以相互接触、允许进行跟腱断裂断端的端端直接缝合，缝合方法如Krackow法、Bunnel法、端端改良Kessler缝合法加细丝线间断加强缝合（详见第7章）；在此还特别推荐解放军总医院骨科发明的通道辅助微创缝合系统（详见第11章至第14章），可实现通道辅助微创缝合修复急性跟腱断裂，能有效避免腓肠神经损伤并提供足够的有效力学支撑，手术时间仅需15～20分钟，切口仅为1.5～2 cm。

◆ 亚急性损伤，跟腱断裂超过10天，跟腱挛缩往往达3～6 cm，断端变性、坏死不重，单靠踝关节跖屈不能实现跟腱断端的端端接触。建议行Abraham V-Y法缝合修复（详见第8章）。

◆ 陈旧性损伤，跟腱断裂时间超过3周，此时跟腱挛缩往往超过6 cm，跟腱断端缺损较大，建议采用Lindholm法缝合修复断裂的跟腱（详见第9章）；也可采用White Krynick法、Rugg和Bogoe法、单纯跖肌加固、利用腓骨长肌肌腱或短肌肌腱或屈踇长肌肌腱以及人工材料修复、阔筋膜移植等填充跟腱缺损修复跟腱。

◆ 交通事故伤所致的跟腱损伤常伴有跟骨及皮肤的缺损，通过皮肤局部松动减张缝合/游离皮片移植难以成功，目前多采用：①带肌蒂的肌腱转位修复跟腱缺损；②带血管蒂组织瓣转位修复跟腱缺损；③吻合血管的复合组织瓣游离移植修复跟腱缺损。

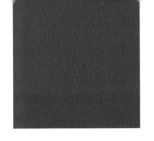

第6章

跟腱急性断裂保守治疗

- 迄今为止，对闭合性跟腱急性断裂是否采取保守治疗方案一直存在争议，部分研究倾向于保守治疗，也有研究认为手术治疗更有优势。

- 保守治疗的原理是：通过踝关节的跖屈使跟腱断端接触而愈合，最终通过跟腱断端瘢痕愈合实现跟腱断端的最终愈合。大宗病例分析显示，保守治疗的再断裂率相对较高，这是为什么呢？

- 单纯踝关节跖屈只能使跟腱断端的间隙缩小3 cm，如果跟腱断端的近端发生回缩，断裂跟腱位置就会出现一个间隙（gap）。如果这个间隙非常小，就会出现跟腱端端的直接愈合，这与手术治疗就没有什么区别；但如果这个间隙较大，这个间隙的演变就会有两个方向。

  - 瘢痕填充：由于跟腱周围的腱周组织没有破坏，最后多数患者的跟腱断裂的间隙会被瘢痕组织填充，并且通过后期的功能锻炼，瘢痕组织会逐渐变为再生跟腱组织（图6-1A和B）连接断裂的跟腱，唯一的缺点是跟腱变长、足跟提踵无力。

  - 无瘢痕填充：部分患者由于跟腱局部变性（跟腱炎，激素局部封闭治疗史），间隙没有被瘢痕组织填充，导致跟腱近端挛缩、断端完全分离（图6-2）。

- 保守治疗主要适合跟腱断裂48小时以内的闭合性损伤、手术有明显禁忌患者，特别是老年人或儿童；而对于运动员及年轻患者更倾向于手术治疗。

- 保守治疗的方案有很多种，目前并不统一，存在很多争议。

  - 支具或跟腱保护靴固定：首先固定踝跖屈位2～4周；从2～4周开始换为带有铰链（调节踝关节屈、伸度数）的跟腱靴或带有楔形足跟垫、不带有铰链的跟腱靴；伤后8～12周通过缓慢调节铰链屈伸度数或撤除足跟垫的方式将踝关节恢复到背伸中立位。但是，在8～12周，对于患者是否保持制动、是否早期负重、是否早期踝关节活动，目前尚需医生经验来确定，尚未形成标准治疗方案。8～12周以后可撤掉跟腱靴，进行循序渐进的康复训练。

  - 通过分析发现，这些推荐方案的共同点在

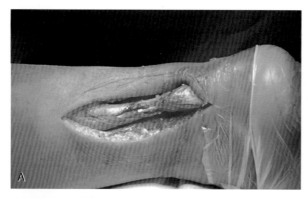
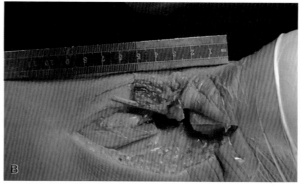

图6-1 陈旧性跟腱断裂。男性，30岁，患者主诉提踵无力，不能跑跳、爬楼。术中发现，再生腱已填充跟腱断端，跟腱延长了3 cm。（A）手术修复过程中发现，跟腱连续，踝关节跖屈位显示跟腱过长；（B）踝关节跖屈位切除跟腱2.5 cm

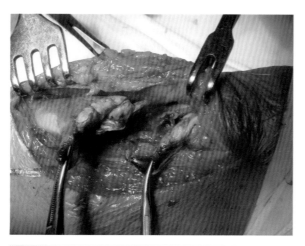

图6-2 陈旧性跟腱断裂。男性，60岁，患者主诉提踵无力，不能跑跳、爬楼。术中显示跟腱断裂，残端近端回缩，断裂跟腱断端完全分离

于：至少伤后2周保持跖屈20°～30°或最大跖屈位，额外跟腱靴保护至少8周。这两个时间段的区分符合跟腱组织愈合的三个病理阶段（炎症水肿期、增生期和重塑期），即伤后10～14天再生腱瘢痕组织使断端连接，而此时断端连接强度尚且不足，需跟腱靴保护；伤后1～3个月进入重塑期，此时跟腱胶原纤维逐渐成熟，强度增大，可进行一定强度的康复运动训练。

■ 目前对于保守治疗早期是否严格制动争议越来越大。随着对跟腱愈合过程的研究深入，早期负重与早期踝关节活动逐渐被人

们所认可，甚至在一些地区将保守治疗早期负重作为标准急性跟腱断裂治疗方式。有研究显示，早期负重与早期踝关节活动相对于单纯制动而言，可减少肌肉组织不良变性并促进跟腱愈合过程中胶原纤维组织成熟。

■ 临床上早期负重能够保证患者相对较高的生活自理能力，提高患者治疗过程中的满意度。但早期负重和踝关节活动需要患者良好的医从性，否则会增加跟腱再断裂或跟腱过长等相关并发症的发生率。

■ 解放军总医院相对比较保守，目前还是建议长腿石膏管型（支具）（膝关节保持屈曲20°～35°、踝关节跖屈30°位）固定4周，然后改为短腿石膏管型（支具）保持踝关节跖屈30°位继续固定2周；然后在跟腱靴保护下进行循序渐进的康复治疗。

● 保守治疗从伤口并发症、术后恢复时间角度上看有一定优势，但二次断裂率相对较高。

■ 大多数研究认为，保守治疗的跟腱二次断裂的概率（10%～30%）显著高于手术治疗（4%）；保守治疗采取石膏固定或功能支具固定在远期功能上没有显著性差异。但是，对于患者早期开始功能锻炼，手术治疗术后使用功能支具固定相比于使用石膏固定有明显优势；而对跟腱二次再断裂率的影响没有统计学差异。对于跟腱二次

断裂的预防而言，避免前足掌突然发力是关键。

- 6～8周时是二次断裂高发的第一个危险时间窗。在此时间窗，患者刚刚去除外固定，此时如有意外的前足掌的突然负重着地，引起瞬间快速的跖屈反应，可导致跟腱断裂部位瞬间力量过大，而发生二次断裂。

- 10～12周是二次断裂高发的第二个危险时间窗。在此时间窗，跟腱正在由健康的肌腱组织移行替代原有的纤维瘢痕，跟腱断裂部位强度相对较弱，因此建议要在跟腱靴的保护下进行跟腱的康复锻炼，不建议进行剧烈的运动锻炼，尤其是应该避免前足的快速着地、负重锻炼。

- 第三个危险时间窗是早期练习跳跃的时候。跳跃练习应从模拟跳跃→小跳→大跳，循序渐进。

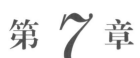

第 7 章

Krackow锁边缝合切开修复跟腱急性断裂

一、手术技术

- 患者取俯卧位，局部麻醉或连续硬膜外麻醉或神经阻滞麻醉，在大腿中上段捆绑充气止血带。
  - 跟腱断裂应在肿胀出现前手术，否则应待肿胀消退、皮肤皱褶出现后手术，以免增加术后发生切口感染、皮肤坏死及跟腱与皮肤粘连的风险。
- 常规聚维酮碘、乙醇消毒患肢皮肤，铺无菌巾单，粘无菌贴膜，驱血带驱血，上止血带。
- 跟腱内侧纵向切口（图7-1），纵向切开10～15 cm长（切口距跟腱中心线1 cm，即切口远离中心，防止鞋摩擦跟腱造成跟腱局部刺激症状，同时避免腓肠神经的损伤）。
- 切开皮肤、皮下、深筋膜，保护深筋膜与皮下组织相连（用丝线缝合皮肤与深筋膜并固定在周围皮肤上），也就是说不做皮下组织游离，保护腱周组织，充分显露断裂的跟腱（图7-2和图7-3），清除坏死、无血运的残端。
  - 应锐性切开至深筋膜（腱外膜），避免钝

性剥离造成皮下营养血管网破坏和脂肪液化，以减少术后切口皮肤坏死、感染和粘连的发生概率；保护腱周组织，避免破坏其从腹侧进入跟腱的血管束。

- 缝合：用2号爱惜邦缝线、Krackow法缝合跟腱断端，用2-0可吸收线间断加强缝合断端。
  - 加强缝合使线结包埋于断端，腱外膜间断缝合使线结位于皮下组织中，可减少线结刺激。
  - 修复后跟腱应有足够强度且张力不可过大，以免阻断供应断端的血供，影响跟腱

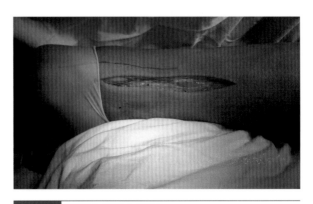

图7-1 跟腱内侧纵向切口

愈合。

- 断端缝合张力条件的控制：保持膝关节屈曲20°、踝关节跖屈30°位，跟腱断裂断端端端接触张力为零。
- 缝合腱周组织并完整包绕跟腱，以减少术后跟腱的粘连（图7-4）。
- 术后石膏托固定于屈膝、跖屈位以减轻吻合处张力。

● 深筋膜严密闭合，有效方法是一针一线缝合、不打结，待完全缝合后统一打结闭合深筋膜，同时将线结留在皮下（图7-5）。

● 留置负压引流管，高位出（负压引流管出点），引流管末端放在切口最低位置（图7-6）。

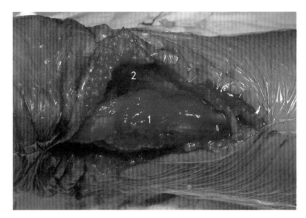

图7-4　紧密闭合腱周组织，保护跟腱周围的血运，有效避免跟腱与周围组织的粘连。1：闭合的腱周组织；2：坚韧的深筋膜

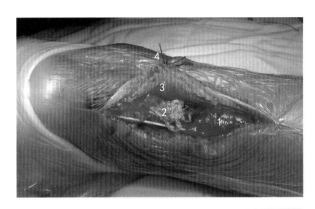

图7-2　充分显露跟腱断端，注意保护跟腱周围的腱周组织，外观似鼻涕。1：腱周组织；2：跟腱断裂呈马尾状撕脱；3：跟腱周围的深筋膜，非常韧的组织，是跟腱滑动走行套子；4：切口皮肤深筋膜缝合固定在周边皮肤上

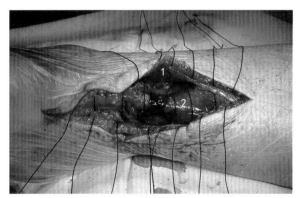

图7-5　紧密闭合深筋膜。1：深筋膜；2：完整闭合的腱周组织

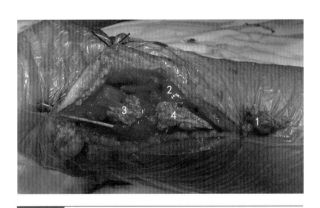

图7-3　锐性切开腱周组织，不做广泛的剥离，显露马尾状撕脱的跟腱断端，清理断端坏死、无血运的跟腱残端，准备端端缝合跟腱。1：清除的坏死、无血运跟腱组织；2：切开的腱周组织；3：断裂跟腱远侧残端；4：断裂跟腱近侧残端

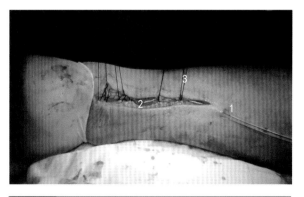

图7-6　引流管放置。1：出口；2：引流管末端位于跟腱的前方；3：闭合深筋膜打结的缝线

- 如果选用橡皮条引流，则出口位于引流的最低位置，与负压引流管放置原则相反。
- 皮下组织缝合时将线结留在深部。
- 缝合皮肤，保证切口的紧密闭合。
- 无菌敷料覆盖切口，弹力绷带加压包扎。
- 长腿石膏托/支具（图7-7）固定膝关节在屈膝20º～35º、踝关节跖屈30º位（该体位能使腓肠肌松弛，跟腱断裂吻合口处张力最低，为跟腱在无张力条件下愈合创造条件）。

二、经验与教训

（一）修复缝合方法的选择

- 跟腱缝合的初始强度是决定能否进行早期康

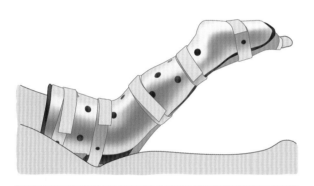

图7-7 长腿膝踝支具固定

复训练的关键环节，其与缝合方式、缝线选择息息相关。

- 开放缝合修复跟腱手术常用缝合方法有Krackow法、改良的Kessler法和Bunnel法（图7-8），其中Krackow法缝合的强度最强。
- 用Krackow法缝合2个锁圈后再增加圈的数量并不增加缝合强度，鉴于切口长度限制，建议3～4个圈即可；另外，增加缝合线的直径要比增加圈的数量更重要。
- 德国Arthrix生产的高分子编织聚乙烯/聚酯多聚复合纤维缝合线的强度大大强于美国Ethicon编织聚酯纤维缝合线的强度。
- 断端间用相对较细的缝合线（可吸收或不可吸收）进行连续或间断加强缝合能够显著提高缝合强度。

（二）跟腱早期康复训练时承受的力

- 踝关节被动屈伸活动时跟腱所承受的力的范围为20～100 N。
- 将踝关节制动，跟腱靴中垫入1英尺（1英尺≈30.5 cm）高鞋垫行走时，跟腱所承受的力约为191 N。
- 将踝关节制动，跟腱靴中垫入0.5英尺高鞋

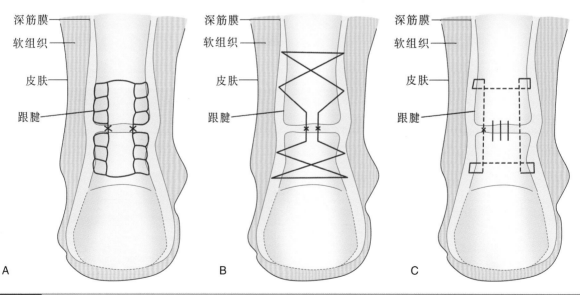

图7-8 跟腱断裂部位端端缝合法。（A）Krackow法；（B）Bunnel法；（C）改良的Kessler法

垫行走时，跟腱所承受的力约为282 N。

- 将踝关节制动于中立位行走时，跟腱所承受的力约为369 N。
- 完全负重行走时，跟腱所承受的力约为553 N。

（三）手术切口的选择

- 跟腱显露有三个切口：后正中入路、外侧入路和内侧入路。
  - 正中入路对跟腱的显露较好，但是远期切口瘢痕愈合后，瘢痕容易磨鞋后跟产生疼痛；此外，该切口缝合口在张力最高位置，会影响切口的愈合，容易出现跟腱的外露。
  - 外侧入路容易损伤腓肠神经足跟分支，造成足跟部皮肤感觉缺失，时间长了会出现皮肤的失神经支配、营养不良等问题。
  - 内侧入路相对比较安全，可避免外侧入路带来的小腿后皮神经损伤，可降低正后方直切口较高的皮肤坏死和切口感染率。

（四）跟腱断端缺损长度的测量

- 术中需切除跟腱止点硬化的骨质、变性硬化的残端、失活的跟腱组织及瘢痕组织，然后在保持膝关节屈曲20º、踝关节跖屈30º条件下测量跟腱断端之间存在的缺损长度，并在保持这个体位下保证跟腱断裂残端之间端端

无张力接触。

（五）并发症

- 伤口并发症包括血肿、切口不愈合、血栓形成及皮肤粘连等。保守治疗伤口并发症显著低于手术治疗，而经皮微创缝合手术低于开放手术。
- 相比保守治疗和经皮微创手术，开放手术由于手术创伤大、出血较多，加之跟腱位置表浅，仅有皮肤和薄层皮下组织覆盖，同时皮肤本身供血相对较少，这些因素都增加了开放手术术后并发症的发生概率。
- 术后感染率：开放手术要明显高于保守治疗和经皮微创缝合手术。开放手术修复断裂跟腱的缝合方式从简单Bunnell法、改良Kessler法及锁边缝合的端端缝合，到更复杂的利用筋膜强化或肌腱移植，修复方式多种多样。由于手术常用纵向切口，所经皮肤及跟腱血循环差，术后较易引起伤口不愈合及感染，感染率达到了21%。相比开放手术，微创经皮手术能有效保护跟腱血运，创伤小，术后感染率低，但有腓肠神经损伤的风险。
- 用4-0无损伤缝合线修补腱周组织，缝后跟腱表面涂医用透明质酸钠可预防瘢痕粘连。
- 用不可吸收线紧密闭合跟腱外面的深筋膜，可降低跟腱缝合部位对切口的压力，降低切口并发症发生的概率。

第 8 章

Abraham V-Y法缝合修复亚急性跟腱断裂

闭合性跟腱断裂有时因为患者尚有踝关节跖屈功能被漏诊，而未能及时治疗而变成陈旧性跟腱断裂。由于有腓肠肌萎缩、断裂近端弹性回缩，断端通过单纯踝关节跖屈不能使跟腱断端端端对合。如果跟腱断端端端缺损在膝关节屈曲20°、踝关节跖屈30°位在3 cm以内，则可以采用Abraham V-Y腓肠肌筋膜瓣推移术式。如果缺损过大，不要勉强进行端端吻合，否则远期会出现跟腱短缩而导致足下垂畸形。

一、手术技术

● 患者取俯卧位，大腿近端用止血带，于跟腱内侧1 cm做一个长约15 cm的直切口至中部，注意保护腓肠神经及腓浅神经。

● 切开跟腱筋膜，探查跟腱断裂损伤情况；彻底切除断端瘢痕和坏死组织；在膝关节屈曲20°、踝关节于跖屈30°位测量跟腱缺损长度，若缺损长度在3 cm以内，可行Abraham V-Y法（图8-1）。

● 在小腿三头肌肌腱腱腹交界处远端1 cm处，在跟腱肌腱筋膜表面做倒"V"形筋膜切开，"V"形切开两边的长度至少比缺损长1.5倍。

● 倒"V"形的尖端位于腱腹交界处最近端的中线上，"V"形的双臂各自走向跟腱的外侧缘及内侧缘，向远端牵拉跟腱断裂残端的近端抓持缝线，使跟腱沿着纵轴向远端滑移（不可过度用力牵拉，以免腱腹联合处肌纤维断裂），持续牵引直至跟腱断裂的两断端能相互靠拢，缝合"V"形切口，形成倒立"Y"字形（图8-2和图8-3）。

● 用2号爱惜邦缝线以改良Kessler法进行端端缝合，用2-0号无创伤可吸收缝合线缝合倒"V-Y"形切口，紧密闭合跟腱深筋膜，缝合伤口。

● 术后处理及康复同切开修复。

二、经验与教训

● Abraham V-Y法延长跟腱最多延长3 cm，加上踝关节跖屈短缩跟腱3 cm长度，最适合跟腱断裂部位缺损为3～6 cm的陈旧性跟腱断

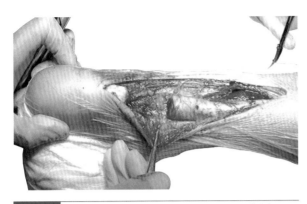

图8-1　在膝关节屈曲20°、踝关节跖屈30°位测量跟腱断端缺损长度为2.5 cm

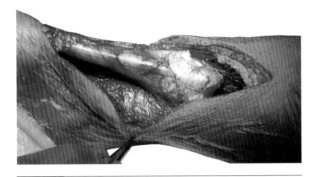

图8-2　小腿三头肌肌腱腱腹交界处倒"V"形切开，向远端牵拉跟腱断端使跟腱断裂残端接触，这时"V"形切开变成了倒立的"Y"形

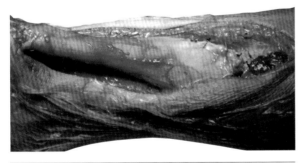

图8-3　跟腱腱腹交界处"V-Y"形切口的修补

裂患者（图8-4）。

- 跟腱腱腹联合处倒"V"形切开应注意深度，应保留肌腱筋膜下方肌肉纤维的完整性及与近端肌肉的连续性，倒"V"形尖端位于腱腹交界处最近端的中线上。

- 沿跟腱纵轴向跟腱远端牵拉跟腱，使跟腱近端向远端滑移，持续牵引直至跟腱断端之间相互靠拢（保持膝关节屈曲20°、踝关节跖屈30°位），不可过度用力牵拉，以免腱腹交界处肌纤维断裂；修复缝合腱腹交界处倒"V"形切开部分，形成倒"Y"字形。

- 残端修补端端缝合方式，解放军总医院骨科推荐锁边缝合（Krackow法）、改良的Kessler法或Bunnel法。

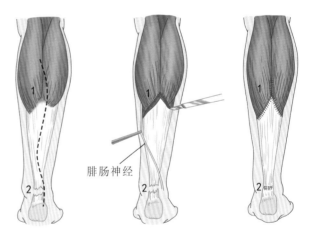

腓肠神经

图8-4　Abraham V-Y法缝合修复跟腱缺损的示意图。1：腱腹交界区；2：跟腱缺损区。虚线为切口体表投影

第 9 章

陈旧性跟腱断裂

陈旧性跟腱断裂是指跟腱断裂多于20天，此时跟腱纤维肿胀消退，瘢痕略有老化、对缝线的把持力增强，但跟腱挛缩往往超过6 cm，存在跟腱周围组织的粘连，Myerson分型属于Ⅲ型，治疗上通过单纯踝关节跖屈或加用跟腱V-Y延长也不能实现跟腱断裂残端的端端接触。

陈旧性跟腱断裂跟腱断端缺损填充及修复的方法选择：由于不能实现跟腱断端的端端缝合，就需要做腓肠肌筋膜瓣翻转（Lindholm法）、腓骨长肌或短肌肌腱、姆长屈肌肌腱的转位、自体半腱肌及股薄肌肌腱、阔筋膜等方法桥接修补填充跟腱断端存在的缺损。如果不进行修补而采取保守治疗方案，大部分是依靠晚期瘢痕组织填充缺损处，则晚期就会出现跟腱延长、小腿三头肌无力、足蹬力下降、踝关节背伸困难、皮肤粘连等并发症，不能满足患者的运动要求。

一、Lindholm法修复陈旧性跟腱断裂

对于多数缺损，解放军总医院建议采用Lindholm法。

- 如果断端距跟腱止点太近，并且存在缺损过大、不能端端缝合，应首选腓骨短肌肌腱转移术。腓骨短肌肌腱转移可以填补缺损的跟腱断端，同时可以保证修补跟腱缺损部位的力学强度且不影响跟腱的愈合，有利于术后功能锻炼的顺利进行，并且对踝关节的外翻功能不会造成明显损害，是治疗跟腱陈旧性断裂、跟腱断端存在缺损的良好选择。

- 如果断端间隙过大，不能用腓骨短肌肌腱桥接，可考虑姆长屈肌肌腱桥接。

- 如果缺损大于6.5 cm，可以应用股薄肌肌腱或半腱肌组织移植物。

- 应尽量避免人工合成材料或异体肌腱修复术，因为其并发症发生率相对较高；异体肌腱经深低温冷冻保存后尽管其免疫原性大大降低，但其来源有限、有排斥反应及传染疾病的风险。

- 最后是积极治疗相关内科疾病，避免使用激素、口服避孕药、喹诺酮类药物。

（一）手术技术

- 患者取俯卧位，自小腿中部至跟骨做一个后内侧"S"形切口，远端在跟腱内侧切开深筋

膜显露跟腱断端（图9-1）。首先进行跟腱清创、修整跟腱断端，去除变性硬化残端、失活的跟腱组织及瘢痕组织，然后切除跟后变性滑囊。

- 患肢屈膝20º、踝跖屈30º，跟腱近侧断端用不可吸收缝线缝合抓持、向远处牵拉，测量跟腱断端缺损距离（图9-2），该体位为患肢休息位（该体位跟腱端端接触保持张力应该为零）。
- 自跟腱断裂近端边缘两侧各切取长7～8 cm、宽约1 cm的腓肠肌肌腱筋膜并附带连接的跟腱筋膜瓣（或者中间部分）（图9-3），向远端

翻转，与跟腱断裂远端部分做改良Bunnel法、改良Kessler法或Krakcow法的端端缝合，翻转筋膜瓣的基部保留在跟腱近侧断面处。

- 闭合腱周组织包裹修复跟腱，避免远期跟腱粘连（图9-4）。
- 紧密闭合深筋膜鞘，留置负压引流管，逐层关闭切口，弹力绷带加压包扎，无菌敷料覆盖切口。
- 长腿石膏或支具固定下肢。
- 康复方案建议长腿支具固定6周，短腿支具固定4周，其余措施同新鲜跟腱断裂修复康复方案。

（二）经验与教训

- Lindholm法修复跟腱断裂，可以切除断端间全部坏死、无血运的组织，翻转腓肠肌筋膜瓣可以保证跟腱断端在松紧适度、无张力下接触并缝合在一起，筋膜瓣与远断端可以端端缝合固定；若埋入远断端，可有效增加缝合固定强度。
- 腓肠肌翻转的筋膜瓣来自肌腹方向的血液供应得到保留，可以保持翻转筋膜瓣活性，有利于跟腱组织愈合，不容易发生瘢痕变性。
- 翻转的腓肠肌筋膜瓣与跟腱同属腱性组织，其胶原纤维的含量在组织学上完全相同。术后观察发现，无论是重建后跟腱的外观还是触摸其柔韧度均与正常跟腱相似。
- 手术操作术中注意事项：①若切取两条筋膜，其长度及宽度要足够，以保证修复断裂跟腱缺损部位修复强度；②翻转的筋膜瓣的光滑面应朝外，可以减少术后粘连并增加筋膜瓣与跟腱的愈合机会；③将筋膜瓣远端埋入跟腱远侧断端内，紧密缝合固定，可以有效增加缝合强度；④筋膜瓣翻转处的筋膜与跟腱尽可能修平整，跟腱周围腱周组织尽量修补完整，可以减少术后组织粘连、减少缝合皮肤张力和术后伤口并发症的发生概率。

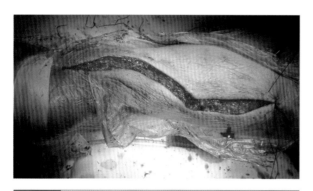

图9-1 Lindholm法修复跟腱术后暴露的切口。小腿中部至跟骨做后内侧"S"形切口，长度约20 cm

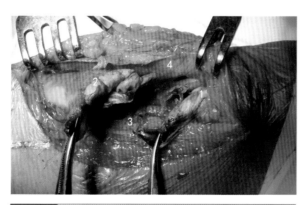

图9-2 切开筋膜鞘显露跟腱断裂部位，可见跟腱断端完全分离，即使踝关节跖屈、膝关节屈曲，跟腱断裂残端之间也存在缺损，长度约为6 cm。1：断裂残端近端；2：断裂残端远端；3：跟腱断端缺损部位；4：筋膜鞘深筋膜

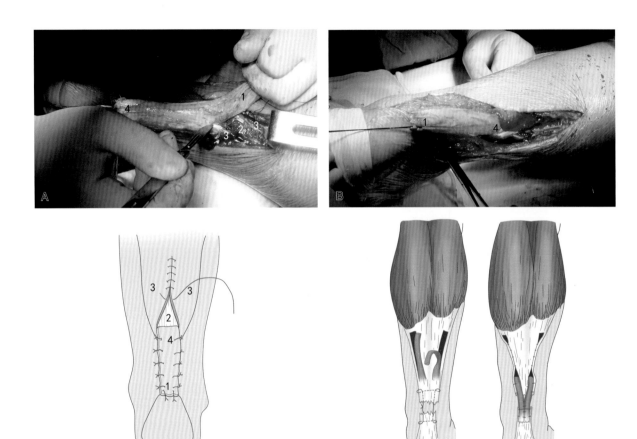

图9-3 Lindholm法修复陈旧性跟腱断裂缺损。残端近端筋膜正中切取长度为7 cm、宽度为2 cm的腓肠肌筋膜瓣，翻转筋膜瓣填充连接跟腱断端缺损。（A）筋膜瓣切取；（B）筋膜瓣翻转；（C和D）缝合修复示意图。1：翻转的腓肠肌筋膜瓣；2：腓肠肌筋膜瓣下方的比目鱼肌肌肉纤维；3：两侧留下的腓肠肌筋膜瓣；4：腓肠肌翻转筋膜瓣翻转部位（断裂跟腱残端的近侧部位）

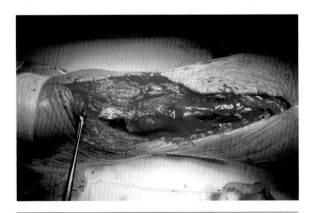

图9-4 紧密闭合修复跟腱周围腱周组织。1：紧密闭合的腱周组织；2：翻转的腓肠肌筋膜瓣

二、腓骨短肌转移修补缝合存在跟腱断端缺损的断裂跟腱

（一）手术技术

● 麻醉成功后，患者取俯卧位，患肢常规消毒铺巾，上气囊止血带。

● 跟腱常规内侧切口，切开皮肤、皮下组织、筋膜鞘及腱周组织，显露跟腱断端，清理断端瘢痕组织，修整两侧断端。

● 膝关节屈曲20°、踝关节跖屈30°位测量跟腱断端缺损长度。

- 纵向切开跟腱筋膜鞘的外侧间隔进入外侧筋膜室，暴露腓骨长短肌（图9-5）（腓骨短肌位于腓骨长肌的深面，腓骨长肌有肌腹，腓骨短肌在该位置则看不到肌腹）。
- 在第5跖骨基底上方沿皮纹方向走行切开皮肤，分离暴露腓骨短肌止点，注意保护足背外侧皮神经（腓肠神经的延续）（图9-6）。

- 在止点处切断腓骨短肌肌腱，于切口内抽出腓骨短肌。
- 在进行腓骨短肌肌腱与跟腱的远近端的编织缝合的同时，注意调整跟腱的张力（可参照健侧张力）；用2号爱惜邦缝线缝合各编织口及腓骨短肌肌腱的重叠部分（图9-7）。
- 其余同经典的Lindholm法。

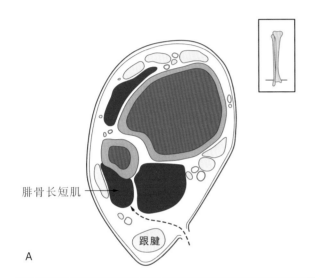
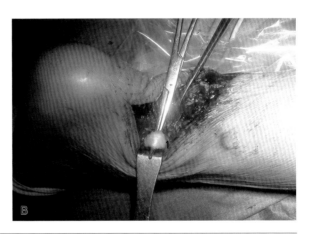

图9-5　腓骨长短肌在踝关节水平的显露。（A）踝关节水平横断面示意图：纵向切开跟腱筋膜鞘的外侧间隔，进入外侧筋膜室暴露腓骨长短肌（沿虚线显露）；（B）术中显露

腓骨长短肌

跟腱

A

B

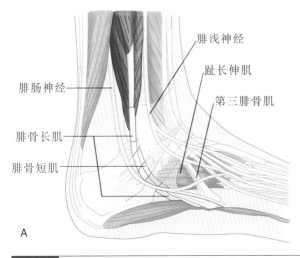
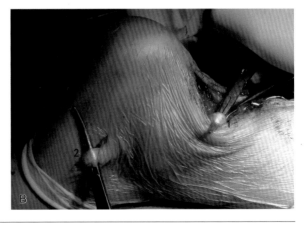

腓浅神经

趾长伸肌

第三腓骨肌

腓肠神经

腓骨长肌

腓骨短肌

A

B

图9-6　腓骨短肌止点的显露。（A）第5跖骨基底部沿腓骨长短肌肌腱走行纵向切开，显露腓骨短肌肌腱（位于腓骨长肌肌腱的深面），小心保护足背外侧皮神经；（B）术中显露。1：切口内腓骨长短肌肌腱；2：第5跖骨基底位置腓骨短肌肌腱

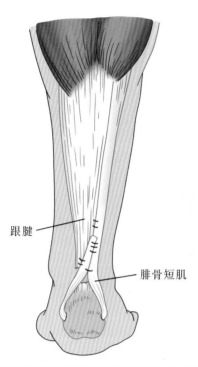

跟腱

腓骨短肌

图9-7 腓骨短肌肌腱远近端编织修复跟腱缺损。将腓骨短肌先由外向内穿过近端跟腱的冠状面切口，再由内向外穿过远端跟腱的冠状面切口（或者跟骨骨道），最后将腓骨短肌肌腱末端折返、由后向前埋入跟腱近端的矢状面切口内编织缝合

（二）经验与教训

- 腓骨短肌的解剖学优点使其转移修复陈旧性跟腱断裂的应用比较广泛，编织缝合方式可保证其与跟腱断端吻合处的最大抗张强度。
  - 走行明确、易于辨认，起自腓骨外侧面下1/3，在小腿外侧骨筋膜室内位于腓骨长肌的深面偏前方，行于外踝后方的腱沟内，经过跟骨外侧的腓骨肌结节上方，止于第5跖骨基底（图9-8）。
  - 由穿过其近侧肌的腓浅神经支配，由腓动脉及胫前动脉的分支供血。
  - 该肌的腱性部分较长且力学性能较好，腱的横截面积约为19.5 cm^2，可承受的拉力为116.2 N/mm，弹性模量为149.7 N/mm^2，最大张力可达1 724 N。
  - 腓骨短肌被转移后，腓骨长肌仍可维持踝关节的外翻力量和足弓形态，不会造成明显的功能缺陷。此肌局部转移后，腱腹交界处的血供仍完整保留，可向跟腱提供丰富的血供。

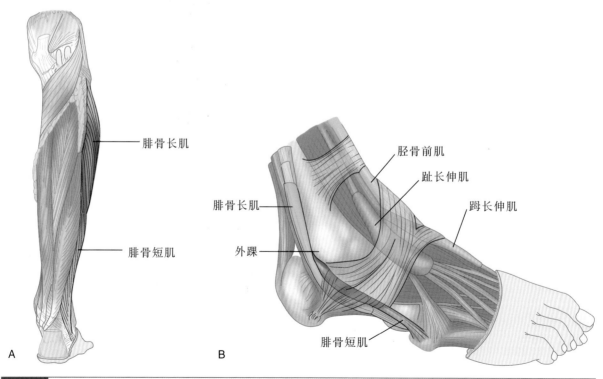

腓骨长肌

腓骨短肌

A

胫骨前肌

趾长伸肌

腓骨长肌

跗长伸肌

外踝

腓骨短肌

B

图9-8 腓骨短肌的应用解剖

- 术中跟腱断端的处理，应彻底去除坏死、瘢痕组织，这是保证移植肌腱编织缝合强度和愈合质量的基础。
  - 肌腱编织的程序，首先于近端将腓骨短肌和跟腱近端编织为一体，有利于两者的协同收缩，同时有利于减少远端腱性部分之间的相对运动，理论上有利于编织部分的愈合。
  - 术中时刻注意保护切口皮瓣的血供，不做深筋膜下游离，避免过分牵拉。
  - 自止点处截取腓骨短肌肌腱时辨清并避免误伤附近的足背外侧皮神经和第三腓骨肌。
  - 关闭切口时注意腱周和皮下组织的缝合，以减轻术后粘连。
  - 术后功能锻炼要积极而循序渐进。

三、自体半腱肌及股薄肌肌腱桥接修补陈旧性Myerson Ⅲ型跟腱断裂

（一）手术技术

- 手术均采用腰椎麻醉，患者取俯卧位，上止血带。
- 切取半腱肌及股薄肌肌腱：膝关节屈曲90º，在胫骨内侧髁内下方约3 cm处纵向切开皮肤3～4 cm，分离出"鹅足"，找出半腱肌肌腱及股薄肌肌腱，用取腱器切取半腱肌及股薄肌肌腱全长，放入生理盐水中备用（图9-9）。
- 从跟腱止点内侧起至小腿中部做一个"S"形切口，长约12 cm，分离皮下及跟腱周围与之粘连的深筋膜，切除增生的瘢痕组织，显露至正常跟腱组织部位。
- 在膝关节屈曲20º、踝关节跖屈30º位测量跟腱缺损长度，跟腱缺损多为5.3～7.2 cm，平均6.4 cm。
- 分别距跟腱断端0.5 cm及1.2 cm处用尖刀片冠状面及矢状面戳孔，采用半腱肌及股薄肌肌腱编织缝合桥接跟腱缺损（图9-10）。
- 对于跟腱止点处有撕脱的病例，采用7 mm空心钻头在跟骨结节处由内向外做一个骨道，以三股肌腱通过骨道反折与跟腱断端编织

缝合。
- 其余同经典的Lindholm法。

（二）经验与教训

- 切取的半腱肌及股薄肌肌腱总长度可达47 cm，可对折6股对跟腱缺损处行桥接修补，单股肌腱强度可达837 N，不仅可以满足长度需要，

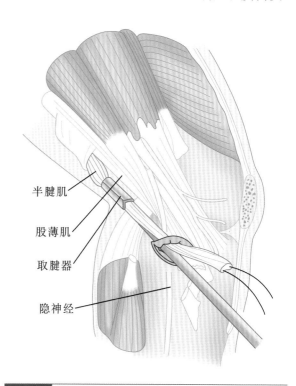

半腱肌

股薄肌

取腱器

隐神经

图9-9 用取腱器切取半腱肌及股薄肌肌腱

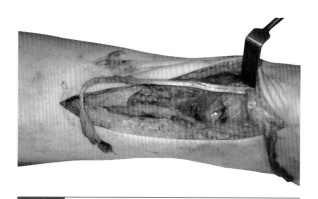

图9-10 游离股薄肌肌腱重建跟腱缺损。跟腱陈旧性断裂，断端清创后遗留跟腱断端缺损7 cm，肌腱穿过跟腱远侧断端残端（修改自：Maffulli N. Ajis A. Management of chronic ruptures of the Achilles tendon. J Bone Joint Surg Am, 2008, 90(6): 1348-1360.）

且可以满足强度需要。相比其他方法有以下优势：

- 自体肌腱，无免疫排斥反应，可以快速爬行替代，避免了异体组织移植、合成材料等存在的免疫排斥反应风险。
- 均为腱性组织，生物学特征与跟腱类似。
- 肌腱编织缝合在跟腱两端，对跟腱两端不需要进行广泛解剖游离，对肌腱筋膜血管损伤小，对跟腱血运影响小，有利于移植组织与跟腱自身的愈合。
- 注意勿损伤隐神经髌下支（图9-11）。
- 半腱肌及股薄肌肌腱重建修复前，交叉韧带技术已在临床广泛开展，同时半腱肌及股薄肌肌腱切取后对膝关节功能本身并无影响。

四、𧿹长屈肌转移修复陈旧性跟腱

𧿹长屈肌肌腱很长（图9-12），为10～12 cm，可用于桥接巨大跟腱缺损；其被转移后对

踝关节平衡的影响非常小；其解剖位置靠近跟腱缺损部位，手术容易。唯一美中不足的是屈𧿹力量减弱。

（一）手术技术

- 常规消毒铺单，上止血带。
- 跟腱内侧切口：显露跟腱，清理跟腱断端，留下巨大缺损，缺损长度超过6 cm。
- 打开跟腱深面的筋膜鞘（沿着跟腱外侧打开腱鞘，小心胫后神经和血管），找到𧿹长屈肌肌腱（图9-13），并将其向远端分离至踝管，用力牵拉该肌腱，出现踝关节及𧿹极度屈曲。
- 然后在中足内侧中线做一个切口，找到第一跖骨下𧿹长屈肌肌腱，并在近端切口内牵拉𧿹长屈肌，在踝关节和𧿹极度屈曲的情况下切断𧿹长屈肌肌腱（可保证其最大长度），在近端切口内将𧿹长屈肌肌腱拉出，𧿹长屈肌肌腱远端自然回缩，不予以任何处理。
- 保持踝关节跖屈10°位，拉紧𧿹长屈肌，测量

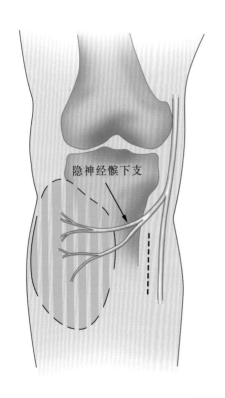

A

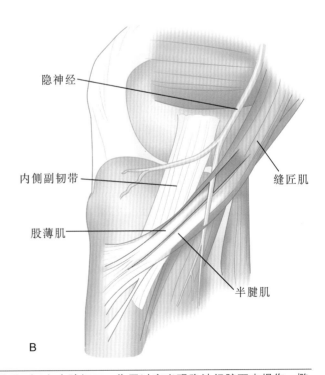

B

隐神经
内侧副韧带
股薄肌
缝匠肌
半腱肌

图9-11 隐神经髌下支与股薄肌和半腱肌的解剖位置关系。（A）皮肤切口，位置过高出现隐神经髌下支损伤，椭圆区域会出现皮肤感觉麻木；（B）隐神经穿股薄肌和半腱肌肌腱腱鞘达小腿前方皮下，取腱时小心勿损伤

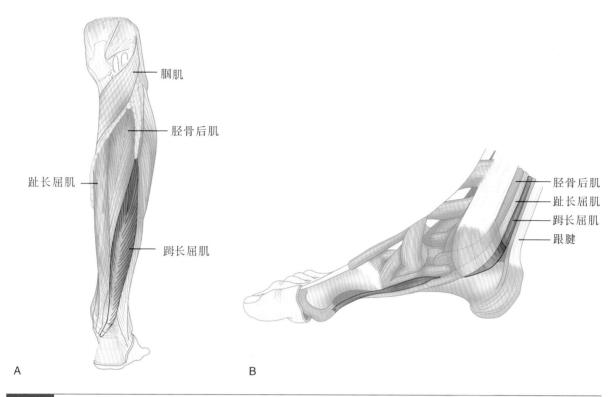

图9-12 踇长屈肌的应用解剖。(A)小腿部位;(B)足部

腘肌

胫骨后肌

趾长屈肌

踇长屈肌

胫骨后肌

趾长屈肌

踇长屈肌

跟腱

A

B

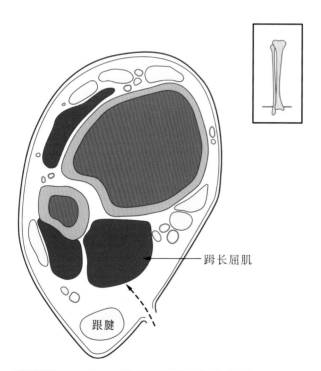

踇长屈肌

跟腱

图9-13 跟腱与踇长屈肌的解剖位置关系。两者仅由跟腱筋膜鞘相隔,解剖位置非常接近,功能都有跖屈踝关节

与跟腱重建止点水平位置平齐部位的踇长屈肌肌腱的直径。

- 踇长屈肌肌腱转位:在跟腱附着部位跟骨上打骨隧道,将踇长屈肌肌腱穿过骨隧道,保持踇长屈肌适合张力、踝关节跖屈10°位,用界面螺钉固定踇长屈肌肌腱,完成踇长屈肌肌腱转位(图9-14和9-15)。

- 对踇长屈肌肌腱与跟腱断裂远近残端进行编织缝合,以加强、桥接跟腱断端缺损区域。

- 用可吸收线将踇长屈肌肌腹与跟腱背面缝合;可以给断端提供血管床,促进跟腱愈合;用可吸收线缝合腱周组织,放置负压引流,然后逐层关闭切口。

- 其余同经典的Lindholm法。

(二)经验与教训

- 踇长屈肌肌腱转位治疗的优点:
  - 踇长屈肌肌腱靠近足跟解剖位置,其生物力学特性与跟腱相似,接近跟腱力学角度,转位对踝关节的肌力平衡影响小(Wilcox等报道，跐长屈肌肌腱转位后该侧踝关节跖屈力量较对侧仅减少7%）。

- 跐长屈肌肌腱与腓肠肌、比目鱼肌、足的屈肌肌腱为协同肌，由相同神经支配。
- 跐长屈肌肌腱为胫骨后方第二大踝关节跖屈肌肌腱，具有较好的强度和韧性，力量比腓骨短肌大30%，比趾长屈肌大，约为

2倍。
- 跟腱断裂远端部分血供差，跐长屈肌肌腹部分恰好能延伸到该部位，缝合后可以改善该部位的血供，减少术后跟腱炎和跟腱二次断裂发生的可能。
- 跐长屈肌肌腱切断后，跐短屈肌可代偿跐屈曲功能，对跐屈曲功能影响较小。

● 注意事项：注意挤压螺钉置入方向、角度，挤压螺钉的直径应与转位肌腱或骨隧道的大小相近，挤压螺钉的长度应尽可能长；将转位的跐长屈肌肌腹与跟腱腹面缝合可以增加跟腱的血液供应，有利于跟腱组织的愈合。

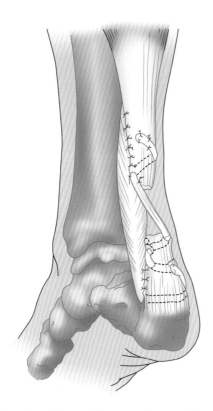

图9-14 跐长屈肌肌腱转位。用2 mm直径导针由内向外在跟骨上（跟腱附着部位）打横向骨道，用与肌腱大小匹配的空心钻沿导针钻取骨隧道。在跐长屈肌肌腱末端用Krackow缝合法编织抓持末端，用套线器将其由内向外拉入骨隧道，将跐长屈肌肌腱由内向外穿过骨隧道，用牵拉缝线使其在骨隧道内获得合适张力，保持踝关节跖屈10°位，用界面螺钉将其固定，完成跐长屈肌肌腱转位。将余下肌腱与跟腱远近端编织缝合、桥接断端缺损（修改自：Kann JN, Myerson MS. Surgical management of chronic ruptures of the Achilles tendon//Myerson MS, Mandelbaum BR, eds. Foot and Ankle Clinics. Philadelphia, Pennsylvania: WB Saunders Company, 1997, 2: 535-545. ）

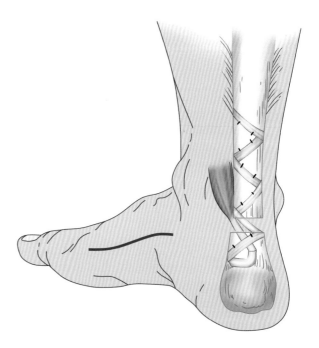

图9-15 跐长屈肌肌腱转位。在跟腱止点位置，在跟骨内向足底方向钻一骨道，再从跟腱止点处跟骨上从内向外钻一骨道，两个骨道在跟骨内相通。跐长屈肌末端缝上牵引线，用套线器将牵引线从骨道内向外穿过骨道，拉紧缝线使跐长屈肌肌腱穿过骨道，牵拉缝线使肌腱在骨隧道内获得合适张力，保持踝关节跖屈10°位，用界面螺钉固定肌腱，完成跐长屈肌转位；余下肌腱与跟腱远近端编织缝合、桥接断端缺损（修改自：Wapner KL, Pavlock GS, Heckt PJ, et al. Repair of chronic Achilles tendon rupture with flexor halluces longus tendon transfer. Foot ankle, 1993, 14: 443. ）

第 *10* 章

Maaffulli 技术经皮缝合修复跟腱急性断裂

1977年，Ma和Griddith医生最先报道了经皮缝合方式（percutaneous repair of acute Achilles tendon rupture）修复跟腱急性断裂收到了很好的治疗效果。有些医生通过使用可吸收线或改良手术切口、发明辅助缝合手术器械［如Mayo needle（BL059N），瑞士日内瓦Assal发明的Achillon跟腱笼，美国北卡Robert发明的PARS等］，尝试经皮缝合或小切口缝合修复跟腱急性断裂。迄今为止，腓肠神经医源性损伤问题一直没有得到解决，腓肠神经损伤率文献报道最高达到了13%。

一、改良的Ma & Griddith缝合术

（一）手术技术

- 患者取俯卧位，不使用止血带。
- 触诊辨别跟腱断裂部位，对跟腱内外侧皮肤"定位孔"进行标记（图10-1）。
- 用20 ml 1%利多卡因由最近到最远的标记点进行浸润麻醉，依次注入皮肤、皮下组织、

跟腱筋膜鞘；最后在跟腱断端（跟腱凹陷明显处）位置做筋膜鞘内注射麻醉，使麻药沿筋膜鞘充分浸润断裂部位周围组织。

- 用15号刀片在每个标记处做一个0.5 cm的小切口。用一把小止血钳扩大切口。为防止腓肠神经医源性损伤，进一步扩大近外侧切口（1号切口）0.5 cm，进行皮下游离可以发现腓肠神经位于筋膜表面（图10-2A）。用一个小静脉牵开器将腓肠神经牵到一侧进行保护（图10-2B）。

- 在近外侧切口（切口1），使用一根尾端带孔直缝合针穿1号polydioxanone线环形修复缝合跟腱。再将缝合针横穿跟腱，穿出近内侧切口（切口2），然后斜向切口3（切口3）。缝合的顺序是：从切口3到切口7，再到切口5、切口6、切口4、切口8，再斜向返回切口9。在踝跖屈20°时用缝线打结，使跟腱断端尽量对合。需要注意，缝线打结时必须在直视腓肠神经无干扰的情况下完成。

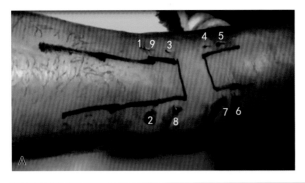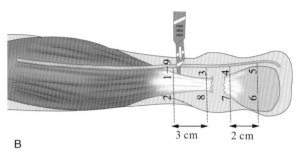

图10-1　改良的Ma & Griddith缝合术的体表定位。(A)在跟腱断裂部位两侧,在跟腱内侧和外侧做8个穿刺进针定位孔进行标记;(B)第1、2个标记位于跟腱近外侧缘与近内侧缘,跟腱头端到断裂近端的长度为3 cm。第3个标记位于跟腱断裂近端平面外侧,然而第4个标记位于跟腱断裂远端平面外侧。第5、6个标记分别位于跟腱远外侧缘与远内侧缘,跟腱头端到断裂远端的长度为2 cm。第7个标记位于断裂远端水平内侧。第8个标记位于断裂近端水平内侧。第9个与第1个标记对应相同的孔

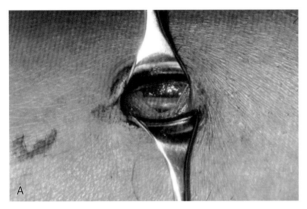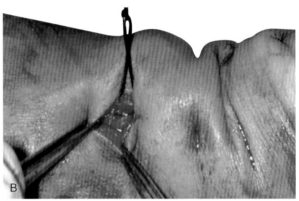

图10-2　(A)扩大第1个切口,直接显露腓肠神经,可以看到其主要位于深筋膜表面;(B)直视下对腓肠神经无干扰,即可打结

(二)经验与教训

- 跟腱断裂部位的识别
  - 单纯靠术者用手触摸跟腱断裂部位,准确度是非常低的,临床实践中发现出错率可以达到40%。这是因为跟腱断裂以后,局部血肿形成,且8天后血肿就会逐渐机化,填充在跟腱断裂的断端之间,此时通过术中触摸感知跟腱断裂的位置就非常困难。
  - 术前一定要做MRI检查,明确跟腱断裂位置距跟腱止点的距离,为术中切口选择位置以及缝合位点的规划提供依据。
- 在传统的Ma & Griddith缝合术中,断端位置不切开,是绝对的经皮缝合。部分学者推荐

扎止血带,在断端做一个小切口(横向或纵向)暴露跟腱断裂的残端,采用经皮Bunnel缝合、抓持跟腱断端,直视下检查跟腱断端是否接触,同时用可吸收缝线间断加强缝合断裂跟腱(图10-3)以保证跟腱断端紧密接触。缺点是无法保护腓肠神经而避免医源性损伤。

- 也有学者不切开跟腱断端,也不显露跟腱断端,而在跟腱断裂位置的近端和远端切开,暴露跟腱断裂的近端和远端,分别用缝线抓持跟腱的远端和近端,缝合打结使跟腱断端接触,并不对跟腱断端加强缝合,由此可最大限度地保护跟腱断裂位置周围的筋膜鞘。存在的缺点是:无法判断跟腱断端是否紧密

接触，实际上也无法使跟腱断端紧密接触，只能使断端在筋膜鞘内接触或者轻度分离，断端之间最后为瘢痕修复（图 10-4）。

二、卵圆钳带线技术 Box 缝合方式修复跟腱

应用瑞士日内瓦 Assal 发明的 Achillon 跟腱笼、美国北卡罗来纳州骨科医生 Robert B.

Anderson 发明的 PARS 以及解放军总医院骨科发明的通道辅助微创缝合系统（CAMIR）修复跟腱断裂都应用卵圆钳带线技术（图 10-5），该技术可实现小切口缝线对跟腱断端的抓持，可避免大切口切开对跟腱筋膜鞘损伤。

（一）手术技术

● 硬膜外阻滞或坐骨神经阻滞麻醉，患者取俯卧位，在大腿中上段扎止血带控制下进行手术。

● 以跟腱断裂空虚处为中心，在跟腱内侧做一个长约 2.0 cm 的纵向切口。

● 纵向切开跟腱周围组织，显露跟腱断端，清除断端血肿；用钳子钳住断裂跟腱近端、从切口处拉出跟腱近侧断端，用卵圆钳经跟腱周围组织插入并夹持住跟腱断裂近端。卵圆钳的插入深度约为 5 cm；卵圆钳头部上翘，取硬脊膜针通过皮肤经卵圆钳的两个卵圆孔穿出对侧皮肤，上下牵拉卵圆钳，以确保硬脊膜针通过卵圆钳的卵圆孔（图 10-6）。

● 取 1/0 普迪思（PDS Ⅱ）缝线经硬脊膜针贯穿跟腱，退出硬脊膜针，缓慢抽出卵圆钳，缝线随之被带到跟腱周围组织与跟腱间的切口处（图 10-7）。

● 以同样方法缝合跟腱近侧断端的第 2 线及跟腱远侧断端的第 3 线和第 4 线。

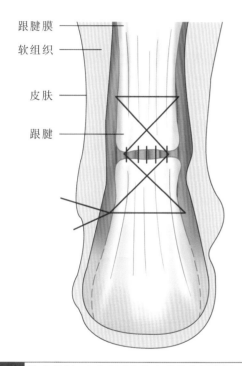

跟腱膜
软组织
皮肤
跟腱

图 10-3　改良的 Ma & Griddith 缝合术缝合示意图

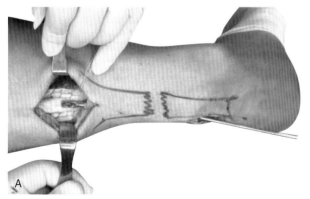
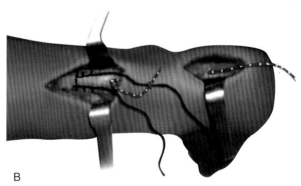

A　　　　　　　　　　　　　　　B

图 10-4　改良的跟腱微创缝合术。不显露跟腱断端，Krackow 法缝合抓持跟腱断裂近端，同法抓持跟腱远断端，然后拉拢缝线，使跟腱断端在深筋膜鞘内紧密对合。（A）术中情况；（B）缝合示意图（修改自：Müezzinoğlu S, Memisoglu K, Sarman H, et al. Internal splinting: a new technique for Achilles tendon repair. Techniques in Foot & Ankle Surgery, 2013, 12(2): 92–98.）

- 跖屈踝关节，使跟腱断端靠拢接触，将第1线与第3线缝线打结、第2线与第4线缝线打结。
- 牵开皮肤，取2-0可吸收微乔（Vicryl）用"8"字法加固修复跟腱断端，使跟腱断端紧密接触以消除断端之间的间隙。
- 用3-0可吸收微乔修复跟腱周围组织、2-0可吸收微乔缝合皮肤。

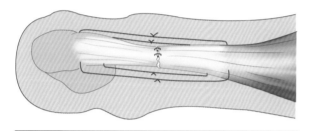

图 10-5 卵圆钳带线缝合示意图。缝合对跟腱断裂远近端抓持的是两个盒式缝合环，缝线的线结打在断端的外面；断端间断加强可消除断端之间的间隙、实现端端的紧密接触

- 用石膏或支具固定。

（二）经验与技巧

- 卵圆钳的选择：有齿带弯头的，方便夹持跟腱以防止跟腱滑脱；弯头有利于卵圆钳上翘后经皮下触及卵圆孔的位置，便于硬脊膜针准确穿入卵圆孔内，减少盲目穿刺次数，同时可注意腓肠神经走向，避免损伤腓肠神经。有文献报道，经皮微创治疗发生腓肠神经损伤的发生率高达18%，较开放手术的2%明显增高。
- 切口选择：需仔细定位跟腱断裂位置，位于跟腱内侧。如断端位于跟骨结节近端2～8 cm以外，不可勉强采用小切口，需选择传统方法修复或跟腱止点重建术。
- 纵向切开跟腱筋膜后，寻及跟腱断端，用弯钳牵拉跟腱断端，取卵圆钳经跟腱周围组织

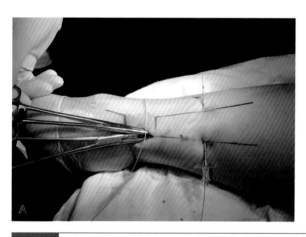
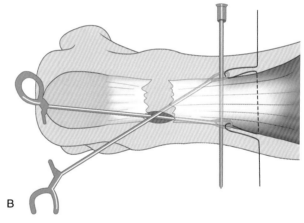

图 10-6 卵圆钳穿针技术。（A）术中；（B）穿针示意图

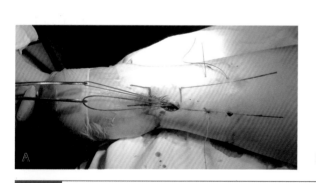
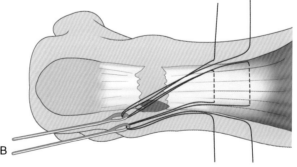

图 10-7 卵圆钳带线技术。（A）术中卵圆钳带线；（B）带线技术示意图

分离跟腱周围组织，卵圆钳可顺利达跟腱断端近端5 cm，此时方可穿入硬脊膜针。避免硬脊膜针穿入跟腱点距断端过短，导致打结脱落或术后跟腱再次断裂。

- 跟腱断端靠拢后，如断端不整齐，则加用2-0可吸收微乔线"8"字缝合修复，以有利于跟腱断端对合整齐；同时修复跟腱周围组织，防止术后跟腱粘连，有利于保护跟腱血供，促进跟腱愈合。

- 此外，就是Box缝合方式存在"8"字缝合一样的缝线切割问题。该术式仅适用于距跟腱止点4～6 cm位置的跟腱急性断裂损伤，而对于距跟腱止点太近或跟腱止点部位的损伤是不适用的。

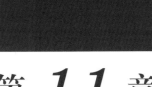

第11章

通道辅助微创缝合系统（CAMIR）微创修复急性跟腱断裂

通道辅助微创缝合系统（CAMIR）（Chen H, Ji X, Zhang Q, Liang X, Tang P, Channel-assisted minimally invasive repair of acute Achilles tendon rupture. J Orthop Surg Res, 2015, 10: 167. DOI 10.1186/s13018-015-0310-9）是针对跟腱断裂修复方式的一次变革性创新，它通过一套缝合系统使一种切开修复常用的缝合方式实现断裂跟腱的微创缝合，通道辅助微创缝合系统避免了跟腱缝合过程中腓肠神经损伤的机会，可避免由于切开修复带来的伤口并发症给患者带来的心理和精神方面的伤害。

到目前为止，全国20家三甲医院已经开展这种手术，受益患者达300多人，受到了广大患者的好评和骨科医生的青睐，越来越多的医生加入到了推广这项技术的行列中来。2016年11月，中央电视台第7频道《走进科学》栏目针对这一技术还做了两集专访。

- 上 集 http://tv.cctv.com/2016/11/16/ VIDE39m1zcZwc4ENvWV2tlPO161116.shtml
- 下 集 http://tv.cctv.com/2016/11/24/ VIDErfDWz3LX4J2VRwXx26az161124.shtml

一、通道辅助微创缝合系统（CAMIR）的开发与设计

最新的meta分析显示，经皮缝合跟腱可以获得传统切口修复缝合手术同样的临床疗效，即好的功能、低的再断裂率；最重要的是，切口并发症发生率大大降低；但是，腓肠神经医源性损伤却成为了限制其推广应用的一个难题。为避免腓肠神经医源性损伤和对缝合力学强度的担心，自2010年开始，解放军总医院跟腱微创课题组对跟腱的微创缝合展开了探索。

- 2010年，我们课题组在切开修复跟腱过程中尝试对Bunnel法（切开修复缝合跟腱，最可靠的方法之一，图11-1A）进行改良，发明了一种新的缝合方式（图11-1B），即改斜行穿针为横向穿针，缝线线结位置由腱内改为腱外；力学初步研究显示，这种方法能够满足跟腱缝合修复力学要求，并且有较好的临床疗效。

- 我们课题组针对这种改良的Bunnel缝合法，设计开发了通道辅助微创缝合系统（CAMIR）（微跟通），2015年获得国家发明专利授权。本系统（图11-2）通过五大创新技术可实现切开手术修复方式的断裂跟腱的微创缝合，同时可避免腓肠神经的医源性损伤。

  - 技术1：使缝合器与跟腱之间能够相对移动。正常情况下，切开显露跟腱需要经过皮肤、皮下组织、深筋膜，深筋膜在跟腱周围包绕成一个纤维通道，跟腱在这个通

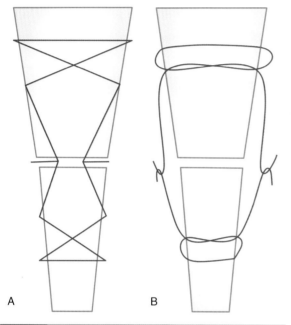

道内活动完成踝关节的跖屈与背伸。由于跟腱皮肤有一定的活动度，因此实现缝合器与跟腱之间的相对滑动必须对深筋膜做纵向切开。本系统专门设计的切割器末端的侧面有一个角度为30º的横刃在穿过深筋膜后可以完成纵向切开。

  - 技术2：创建安全缝合通道以避免腓肠神经损伤。在通道的置入点锐性切开皮肤5 mm，置入止血钳钝性分离组织至深筋膜，特别是腓肠神经；然后置入专门设计的切割器，穿透深筋膜，进入跟腱走行的鞘内；同法置入对侧通道；调整切割器刃口至平行跟腱方向，上下推缝合器，切割深筋膜1 cm；沿切割器拧入套筒，建立缝合通道。

  - 技术3：横向穿针防止缝线交叉切割。专门设计的中立位和偏心位缝合导向器可避免横向穿针缝线之间切割、引起缝线断裂。

  - 技术4：跟腱鞘内缝线在不增加切口情况下从切口部位引出。独特设计的内臂带线将缝线从切口部位从腱鞘内拉出。

  - 技术5：跟腱止点远端重建套筒，实现跟腱止点重建。对于接近跟腱止点断裂的损伤，通过特殊设计缝合器的臂能够经皮在深筋膜和跟骨之间建立通道，置入套筒，在跟骨钻骨道置入缝线，通过缝合器内臂拉出缝线。

图11-1 Bunnel缝合方法的改良。（A）经典Bunnel缝合法；（B）改良的Bunnel缝合法

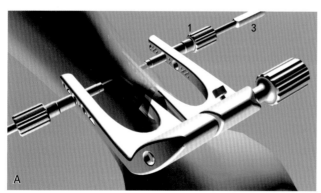
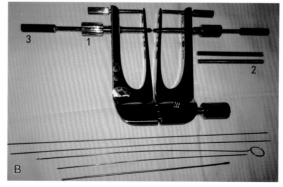

图11-2 通道辅助微创跟腱缝合系统。（A）工程设计图；（B）实物图。1：通道；2：缝合导向器（偏心或中立）；3：腱鞘切割器

二、通道辅助微创缝合系统（CAMIR）微创修复急性跟腱断裂

- 患者取俯卧位，采用坐骨神经/腰丛阻滞麻醉，大腿中上段扎止血带，下肢驱血，止血带压力为320 mmHg（1 mmHg＝0.133 kPa）。
- 麻醉成功后，静脉注射头孢美唑钠1g预防感染。
- 首先，触及跟腱断裂处，在其表面垂直跟腱走行方向做一个长1.5～2 cm的横向切口或纵向切口（图11-3）。

- 切开皮肤、皮下组织及跟腱筋膜鞘，显露跟腱断端。
- 用Kocker钳夹持断裂跟腱近端并将其拉出切口，将CAMIR内臂插入跟腱筋膜鞘内并夹持住跟腱（图11-4）。
- 沿外侧臂引导孔在皮肤表面做一个长5 mm的钳式切口，用止血钳松解、推开切口内可能走行的腓肠神经（图11-5）。
- 通过外侧臂引导孔置入带套筒、长1.5 cm的双面侧刃尖锥（图11-6），钝性刺穿跟腱筋膜鞘；向跟腱断端远近方向推CAMIR，用切割器末端侧刃切开筋膜鞘1.0～1.5 cm，沿切割

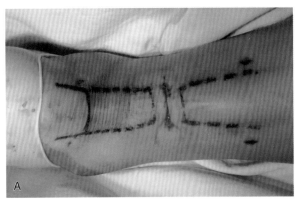
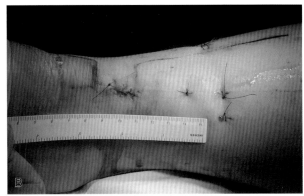

图11-3 CAMIR切口，长度仅有1.5～2 cm。（A）横向切口；（B）纵向切口

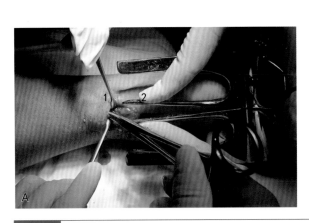
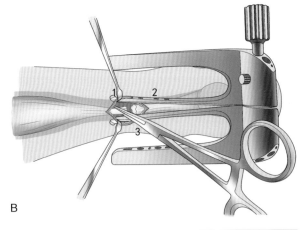

图11-4 CAMIR内臂的置入。将弧形拉钩伸入跟腱筋膜鞘，将筋膜鞘拉开，用Kocker钳钳夹跟腱残端，拉住跟腱断裂残端近端，阻止近端回缩；沿两个拉钩弧形部分之间置入内臂（避免损伤筋膜鞘），旋转横杆、逐渐张开内臂——CAMIR的两个内臂将筋膜鞘撑开、使跟腱位于两个内臂之间。（A）外观图；（B）透视图。1：弧形拉钩；2：CAMIR内臂；3：Kocker钳

器旋入套筒，使套筒进入缝合器内臂，完成缝合通道的建立（图11-7）。

● 沿中心位或偏心位导向器穿针，完成改良Bunnel缝合方法（图11-8和图11-9）对断裂跟腱近端的抓持，从切口拉出CAMIR内臂，自切口内引出抓持断裂跟腱近端的缝线（2号爱惜邦缝线）（图11-10）。用同样方法用缝线抓持断裂跟腱远端（图11-11），在切口内引出抓持远断端的缝线。

● 保持膝关节屈曲20°、踝关节跖屈30°，拉紧缝线、打结，保证跟腱断端在无张力下接触，完成跟腱断端主结构缝合固定（图11-12）。

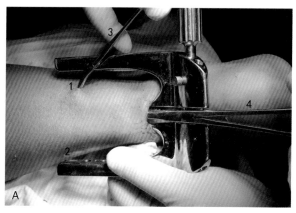
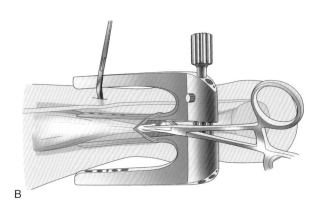
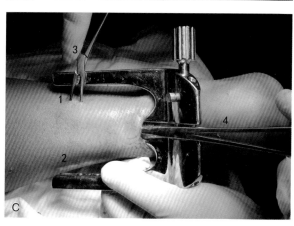
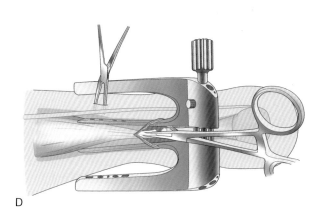

图11-5 钳式切口内松解走行的腓肠神经。纵向松解腓肠神经（A和B）；横向松解腓肠神经（C和D）。1：跟腱外侧钳式切口（stab-incision）；2：跟腱内侧钳式切口；3：文氏止血钳；4：Kocker钳

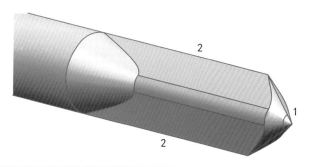

图11-6 腱鞘切割器。尖端呈尖钝，能够刺穿腱鞘、又不损伤跟腱；侧刃较钝，能够切割筋膜、又不会损伤神经。1：尖端；2：双面侧刃

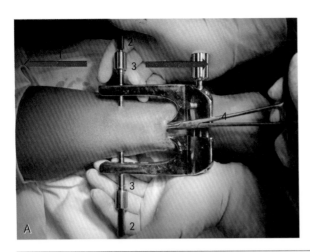

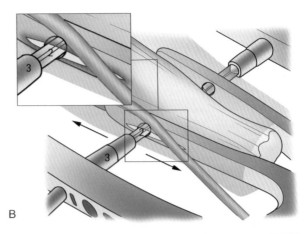

图11-7 CAMIR缝合通道的建立。用腱鞘切割器刺穿跟腱筋膜鞘，沿跟腱长轴远近端推CAMIR缝合器、用切割器末端侧刃切开筋膜鞘1～1.5 cm，沿切割器旋入套筒，使套筒进入缝合器内臂，完成缝合通道的建立。1：CAMIR向肢体远端和近端移动方向；2：腱鞘切割器；3：通道；4：Kocker钳

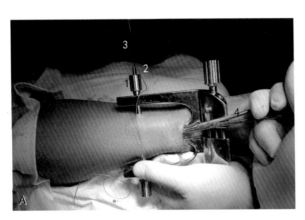

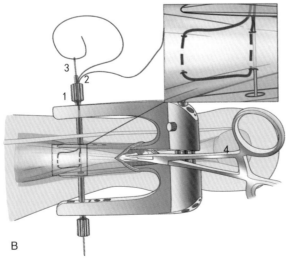

图11-8 CAMIR完成改良Bunnel方式缝合。（A）外观图；（B）透视图。1：通道；2：中心或偏心导向器；3：针尾带孔缝合直针；4：Kocker钳

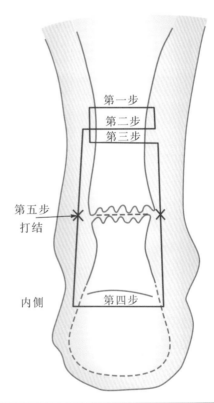

图11-9 改良Bunnel缝合方法（CAMIR法）。用1根线利用CAMIR的缝合通道左右来回过三次完成对近端的抓持（第1～3步）；远端跟骨跟腱附着部位做一个打骨道或穿过跟腱的腱骨交界处跟腱，完成对跟腱远端的抓持（第4步）；切口内完成断端打结在断端的外面，完成跟腱断裂部位远近端的拉拢（第5步）；跟腱断端间断缝合或连续缝合加强，消除断端存在的间隙，使跟腱残端紧密接触

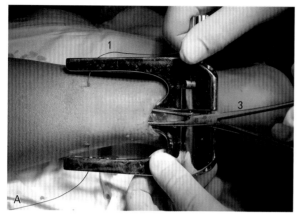
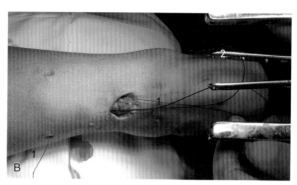
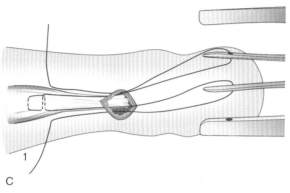

图11-10 CAMIR内臂带线技术。（A）去除缝合通道后，只能看到单根线穿过CAMIR外臂和钳式切口；（B）利用CAMIR内臂将抓持残端跟腱的缝线从切口内带出；（C）透视图。1：2号爱惜邦缝线；2：CAMIR内臂；3：Kocker钳。

表11-1　国内外跟腱微创缝合方法比较

	通道辅助微创缝合系统（CAMIR）	Achillon缝合器	PARS	Ma & Griddith法
缝合方式	改良Bunnel法	Box缝合法	一个圈缝合加单一横行	Bunnel法
缝合与腓肠神经损伤	缝针通过通道缝合，神经位于通道的外面；通道通过一种特殊设计的腱鞘切割器置入	直接穿刺缝合，有潜在直接损伤神经的风险	直接穿刺缝合，有潜在直接损伤神经的风险	直针，有潜在直接损伤神经的风险
缝合器与跟腱的位置关系	缝合器在跟腱表面移动，类似"缝纫机"一样移动、缝合抓持跟腱	相对不动	相对不动	
专用缝合导向器	借助特殊设计的偏心或中心导向器	无	无	
平均缝合时间（分钟）	15	30	40	40

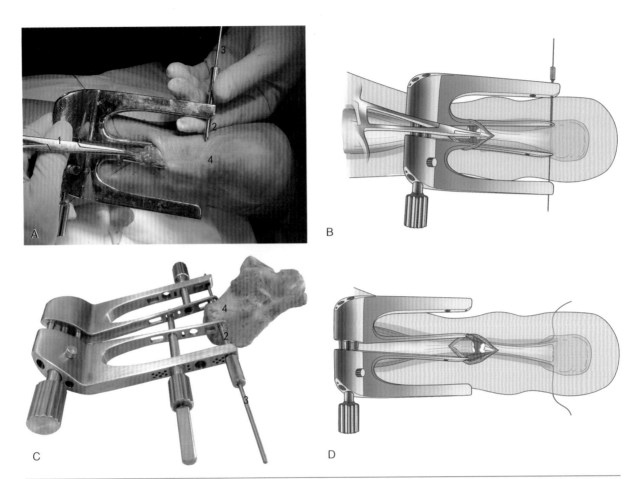

图11-11 跟腱远端通过CAMIR抓持。用Koker钳夹持跟腱远断端，在跟腱筋膜鞘内插入CAMIR内臂，后者远端可以推开筋膜在跟腱止点周围的附着部分、到达跟腱附着区域，通过CAMIR远端瞄准臂上的通道孔，在跟骨结节上做一个直径为1 mm的骨道，然后通过通道穿过缝线，完成缝线对断裂远端的抓持。（A和C）外观图；（B和D）透视图。1：Kocker钳；2：远侧导向器；3：克氏针（1 mm直径）；4：跟骨结节部位跟腱附着部位

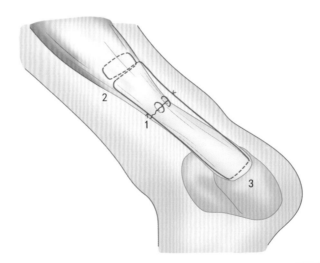

图11-12 CAMIR辅助下修复跟腱的改良Bunnel法缝合。1：缝线缝合打的结位于断端的外面；2：抓持断端的缝线（绿线）；3：跟腱附着的止点（跟骨结节区域）。黑线代表断端间断加强缝合，目的是消除跟腱断端之间存在的间隙

- 采用2-0或3-0可吸收薇乔缝线间断加强缝合跟腱断端，使跟腱断端存在的间隙完全消失，同时缝合跟腱腱周组织。
- 闭合跟腱的筋膜鞘。
- 逐层闭合切口，弹力绷带加压包扎，松止血带。
- 术后处理及康复同切开修复方式。

三、经验与技巧

马尾状撕脱是跟腱断裂最常见的一种类型，其断端腱束交错、腱束粗细及长短不等，由于缺乏足够组织把持缝线，修复后易发生再次撕裂及缝线滑脱，因而术后跟腱易延长、出现再断裂。如去除马尾状腱束或断端直接吻合，则会导致跟腱缺损、短缩。如何恢复跟腱的正常长度、弹性及强度并避免术后跟腱牵拉延长，是术者面临的挑战。

- 切开缝合修复的通用解决方案是：将跟腱断端马尾状腱束梳理牵拉并将交错部分纵向重叠，保留自体肌腱组织，通过横向缝合或捆扎腱束完成固定。缝合时保持短针距、针脚均匀，以确保腱束的张力均匀、外形光滑，彻底消灭腱束间间隙；通过横向捆扎力增加腱束间的摩擦力及接触面积，以促进腱性组织内源愈合，防止瘢痕形成。牵拉撕裂后因部分腱束卷缩，缝合前要反复梳理牵拉恢复残端腱束张力，并在持续牵张状态下缝合，以保持跟腱纵向拉力的生物力学特性，同时促进内源愈合。
- 有鉴于此，CAMIR修复技术首先利用CAMIR带线技术，缝线抓持在跟腱远近端的位置必须在正常腱性组织或筋膜部位（确保抓持部位没有马尾状撕脱或损伤），才能保证缝线抓持有力、不出现缝线的滑脱。
- CAMIR修复在缝线打结后，可确保跟腱断裂部位远近残端无张力接触；利用双横向切口的深筋膜腱鞘隧道（图11-13）或者适当延长断裂部位纵向切口，纵向梳理腱束，单个腱束缝合，使腱束交错纵向重叠；包裹跟腱的筋膜鞘使腱束之间紧密接触，而不像切开缝合方式那样需要借助横向缝合或捆扎腱束（可能影响跟腱的血运），这种修复的愈合方式为腱性组织内源性愈合而非单纯的瘢痕愈合。
- 缝合张力的维持非常重要，跟腱过长会导致跟腱无力，过短则会出现踝关节背伸活动受限。
  - 膝关节屈曲20º、踝关节跖屈30º位拉紧缝线打结，可使跟腱断端无张力下接触。

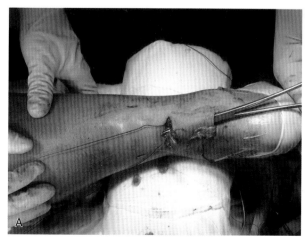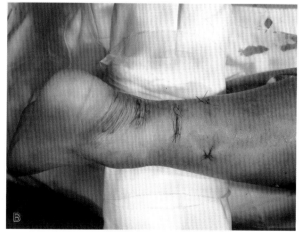

图11-13 双切口、通道辅助微创缝合系统（CAMIR）微创修复急性跟腱断裂马尾状撕脱。（A）利用筋膜腱鞘隧道，纵向梳理腱束，单个腱束缝合，可使腱束交错纵向重叠、消除跟腱断端间隙、恢复跟腱自身的圆隆形状；（B）缝合修复关闭切口的情况

第 *12* 章

通道辅助微创缝合系统（CAMIR）微创修复急性跟腱止点撕脱断裂

一、病例资料

男性，32岁，打羽毛球致跟腱止点撕脱。受伤后患者自述足后跟被人踢了一脚，听到嘣的一声，然后就摔倒在地；还能够自由步行，但不能提踵、快走和跑步。B超提示跟腱不全断裂；MRI检查提示跟腱止点撕脱断裂。使用CAMIR（微跟通）缝合重建，使切口显露由常规的10 cm长缩短到5 cm；同时最大限度地避免了对跟腱筋膜鞘的破坏；避免了跟腱周围瘢痕组织的形成；保护了跟腱周围组织的血运。

二、手术技术

- 患者取俯卧位，采用坐骨神经/腰丛阻滞麻醉，大腿中上段扎止血带，下肢驱血，止血带压力为320 mmHg（1 mmHg = 0.133 kPa）。
- 麻醉成功后，静脉注射头孢美唑钠1 g预防感染。

- 首先，触及跟腱断裂处，在其表面垂直跟腱走行方向做一个长1.5～2 cm的横向切口或纵向切口。
- 切开皮肤、皮下组织及跟腱筋膜鞘，显露跟腱断端。
- 用Kocker钳夹持断裂跟腱近端并将其拉出切口，在CAMIR的辅助下完成跟腱断端近端缝线（2号爱惜邦缝线）的抓持（图12-1）。
- 在跟腱撕脱止点做一个长约3 cm的纵向切口，不做皮下游离，直达骨面；在骨膜下做推移显露跟腱撕脱的止点。用磨钻或克氏针或钻头将跟腱止点磨出粗糙面至均匀渗血为止，为止点的重建做准备。
- 用带线器将跟腱的断端近端和断端近端的抓线通过跟腱筋膜鞘、将跟腱断端近端从跟腱止点部位切口引出，并用克氏针临时固定在跟腱止点部位（图12-2）。
- 在CAMIR辅助下，用克氏针通过最远端的导向器在跟骨上做骨道（图12-3）。
- 用2枚带线锚钉通过跟腱将其锚合在跟骨上

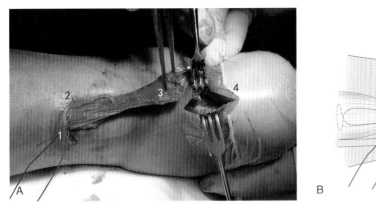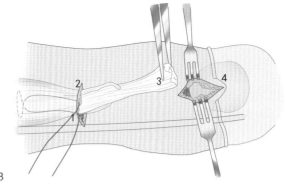

图12-1　在CAMIR的辅助下完成跟腱断端近端抓持。（A）外观图；（B）透视图。1：抓持近端的缝线；2：近端切口；3：跟腱断裂近端、跟腱止点撕脱部分；4：跟腱止点显露切口

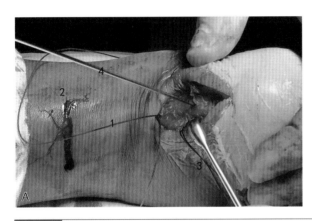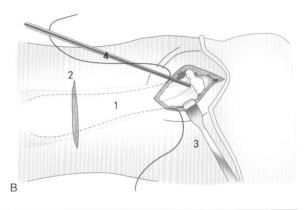

图12-2　踝关节跖屈位，跟腱断端近端在跟腱止点上的临时固定。（A）外观图；（B）透视图。1：CAMIR辅助完成断端近端抓持的缝线（2号爱惜邦缝线）；2：近端切口；3：跟腱断端近端抓线（0#可吸收缝线）；4：将跟腱固定在跟骨结节上的临时克氏针

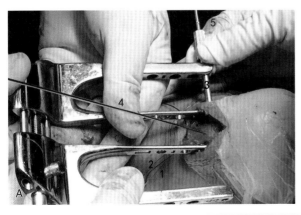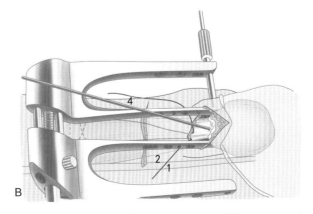

图12-3　在CAMIR辅助下，用克氏针通过最远端的导向器在跟骨上做骨道。（A）外观图；（B）透视图。1：在CAMIR辅助下完成断端近端抓持的缝线（2号爱惜邦缝线）；2：跟腱断端近端抓线（0号可吸收缝线）；3：导向器通道；4：将跟腱固定在跟骨结节上的临时克氏针；5：做骨性通道的克氏针

（图12-4）。

- 然后取出跟骨骨道克氏针，将缝线穿过骨道，利用CAMIR内臂将缝线从在跟腱止点建立的骨道内带出，将这个穿骨道的缝合线与跟腱断裂近端的抓持缝线一起打结，即完成了断裂跟腱断端主结构的缝合连接（图12-5）。
- 用缝合锚钉上的缝线将断裂跟腱断端的远端固定在跟腱附着止点上（图12-6）。

- 紧密闭合跟腱的筋膜鞘。
- 逐层闭合切口（图12-7），弹力绷带加压包扎，松止血带。
- 术后处理及康复同切开修复方式（腱骨愈合时间相对腱腱愈合时间延长2周，所以支具保护时间建议从6周延长到10周；满10周后再换跟腱靴并开始相应的康复锻炼）。

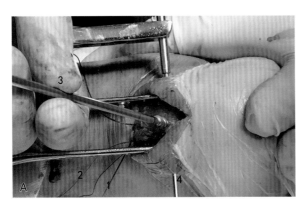
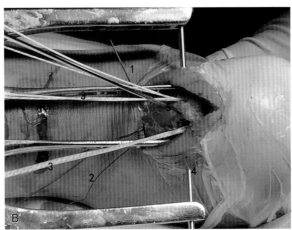
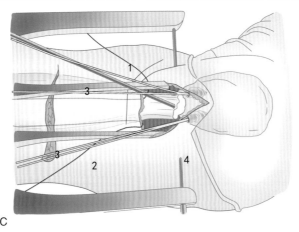

图12-4　用2枚带线锚钉固定跟腱。（A）锚钉置入前；（B）锚钉置入后。（A和B）外观图；（C）透视图。1：在CAMIR辅助下完成断端近端抓持的缝线（2号爱惜邦缝线）；2：跟腱断端近端抓线（0号可吸收缝线）；3：带线锚钉；4：做骨性通道的克氏针；5：将跟腱固定在跟骨结节上的临时克氏针

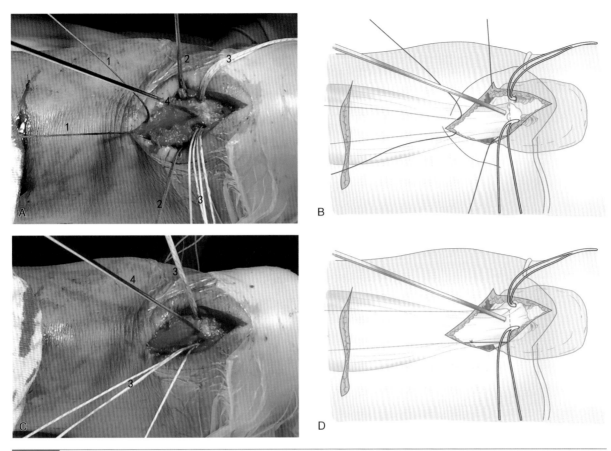

图12-5 （A）缝线穿过骨道，利用CAMIR内臂将缝线从在跟腱止点建立的骨道内带出；（B）远近端缝线打结后。（A和C）外观图；（B和D）透视图。1：CAMIR辅助完成断端近端抓持的缝线（2号爱惜邦缝线）；2：CAMIR辅助完成跟腱附着处穿过的缝线；3：带线锚钉；4：将跟腱固定在跟骨结节上的临时克氏针

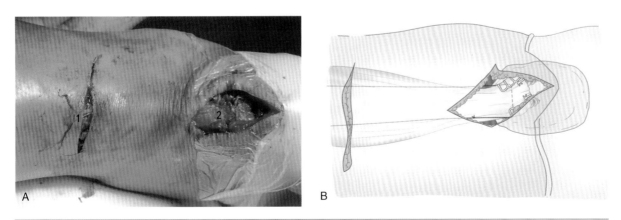

图12-6 带线锚钉固定跟腱止点上。（A）外观图；（B）透视图。1：近端切口；2：跟腱止点切口

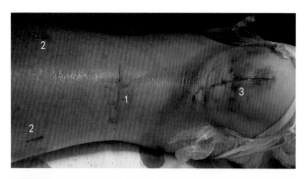

图12-7 术后切口情况。1：近端切口；2：钳式切
口；3：跟腱止点切口

第 *13* 章

通道吻合修复技术治疗陈旧性
跟腱断裂——跟腱延长2 cm

一、病例资料

男性，38岁，踢足球致跟腱断裂。受伤后患者自述足后跟被人踢了一脚，听到嘣的一声，然后就摔倒在地；还能够自由步行，但是不能提踵、快走和跑步。给予石膏踝关节跖屈位固定6周，逐渐开始步行功能锻炼。伤后1年MRI检查提示跟腱连续。能够自由步行，但是不能提踵、快走和跑步及爬楼梯。

二、手术技术

● 首先触及跟腱断裂处，在跟腱内侧在其表面沿跟腱走行方向做一个长约3 cm的纵向切口。
● 切开皮肤、皮下组织及跟腱筋膜鞘，显露跟腱断端，见跟腱连续，断裂部位的跟腱被新生的瘢痕组织填充，跟腱组织与跟腱腱鞘粘连。
● 用手指勾住跟腱，做Thompson试验为阳性（挤压三足肌，未见腓肠肌的收缩运动）。用

卵圆钳在跟腱与腱鞘之间彻底松解粘连，然后再次做Thompson试验，结果变为阴性（由不收缩变为收缩）。
● 在膝关节屈曲30º、踝关节跖屈20º位上检查跟腱延长长度。保持膝踝关节在这个角度，切除跟腱多余部分并保证跟腱断端之间无张力接触（图13-1）。
● CAMIR辅助下完成跟腱远近端的缝线（2号爱惜邦缝线）抓持（图13-2）。
● 在膝关节屈曲20º、踝关节跖屈30º位，做远近端缝线拉拢打结，以保证跟腱断端接触（每侧线结至少打5个以防止线结打滑松弛）（图13-3A）。放松跖屈位的踝关节，可见跟腱断端直接出现间隙（图13-3B）。采用可吸收缝线间断缝合跟腱断端以消除跟腱断端存在的间隙（注意将线结打在断端内，避免跟腱与腱鞘之间的粘连）（图13-3C）。
● 紧密闭合跟腱的筋膜鞘。
● 逐层闭合切口，弹力绷带加压包扎，松止血带。
● 术后处理及康复同切开修复方式。

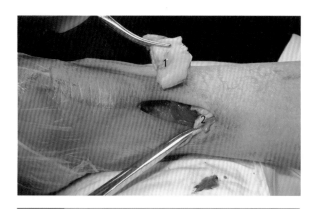

图13-1　术中在膝关节屈曲、踝关节跖屈位测量跟腱结果为延长3 cm。术中切除延长部分约2.5 cm，以保证在膝关节和踝关节在这个角度时跟腱断端接触无张力。1：切除部分延长的跟腱部分；2：跟腱断裂近端

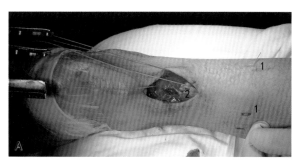

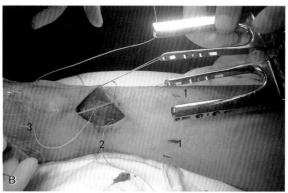

图13-2　CAMIR辅助下完成跟腱断端的抓持。（A）近断端抓持，术中做Thompson试验检查结果呈阴性；（B）在跟骨上做骨道，完成远断端的抓持。1：钳式切口；2：抓持跟腱近端的缝线；3：抓持跟腱远端的缝线

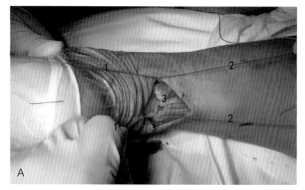

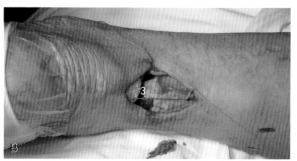

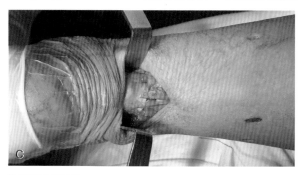

图13-3　在膝关节屈曲20°、踝关节跖屈30°位上，拉拢抓持跟腱断端远近端的缝线并打结完成固定。（A）拉拢缝线保证跟腱断端紧密接触；（B）放松跖屈位的踝关节，缝线打结完成固定的断裂跟腱之间出现间隙；（C）用可吸收线间断加强缝合跟腱断端以消除间隙。1：抓持跟腱近端的缝线；2：抓持跟腱远端的缝线；3：跟腱断端之间

第 *14* 章

通道吻合修复技术治疗陈旧性
跟腱断裂——跟腱缺损6 cm

一、病例资料

男性，63岁，打羽毛球致跟腱止点撕脱。受伤后患者自述足后跟被人踢了一脚，听到嘣的一声，然后就摔倒在地。就诊当地医院，诊断为跟腱完全断裂，予以保守治疗。伤后1年，患者能够自由步行，但不能提踵、快走和跑步。就诊我院，B超提示跟腱不全断裂；MRI检查提示跟腱完全断裂，断端存在缺损。使用CAMIR（微跟通）辅助缝合重建，使切口显露由常规的20 cm缩短到7 cm；最大限度地避免了对跟腱筋膜鞘的破坏，避免了跟腱周围瘢痕组织的形成，保护了跟腱周围组织的血运。

二、手术技术

● 首先触及跟腱断裂残端近侧回缩处，在跟腱内侧在跟腱表面沿跟腱走行方向做一个长约2 cm的纵向切口（图14-1）。

● 切开皮肤、皮下组织及跟腱筋膜鞘，显露跟腱残端近侧（图14-2）。后者呈灰色。修剪、去除残端无血运、非健康的组织。用止血钳夹持近侧残端，提拉残端见残端近侧与腱鞘组织粘连。做Thomson试验检查为阳性（挤压三足肌，未见腓肠肌的收缩运动）。

● 用止血钳夹持近侧残端，将圆钝的甲状腺拉钩插入跟腱与腱鞘之间进行跟腱的松解（图14-3）。

● 在CAMIR辅助下，用2号爱惜邦缝线抓持近

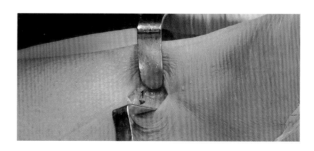

图14-1 切口显露。切开皮肤、皮下组织，用骨膜剥离子剥离软组织显露跟腱表面的腱鞘。1：跟腱表面的筋膜腱鞘

侧残端（图14-4）。

● 拉紧缝线，将近侧残端拉出切口，用卵圆钳在跟腱与腱鞘之间彻底松解粘连（图14-5）。

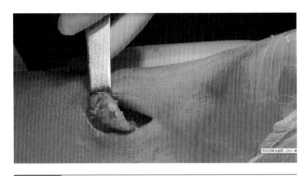

图14-2 跟腱残端近侧回缩，与跟腱远端不相连，形成的缺损约为4 cm长。残端近侧呈灰色，为非健康组织

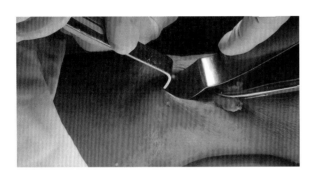

图14-3 松解跟腱粘连。用甲状腺拉钩拉起跟腱腱鞘，用止血钳夹住跟腱近侧断裂残端，将甲状腺拉钩掰直，插入跟腱腱鞘和腓肠肌之间，进行钝性松解粘连

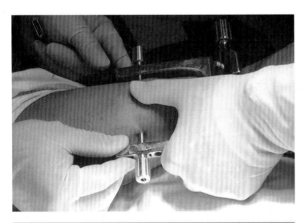

图14-4 跟腱残端近侧的缝线抓持。用切割器切割腱鞘，建立缝合通道。在远近端移动CAMIR，用改良Bunnel方式穿线，利用CAMIR内臂将缝线从切口内带出，完成跟腱近侧断端的抓持

再次做Thompson试验检查，结果变为阴性（挤压三足肌，可见腓肠肌的正常收缩运动）。

● 用手指从腱鞘内触及感知断裂跟腱远侧残端位置（图14-6）。

● 保持膝关节屈曲20°、踝关节跖屈30°，检查跟腱缺损长度约为4 cm（图14-7）（拟行Lindlom腓肠肌筋膜瓣翻转填充跟腱断端缺损、止点重建术）。

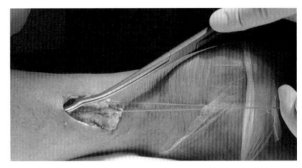

图14-5 用卵圆钳彻底松解粘连。缝线拉紧、紧张腓肠肌，利用这种紧张度用卵圆钳钝性松解粘连

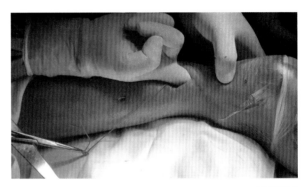

图14-6 跟腱断端远端的定位

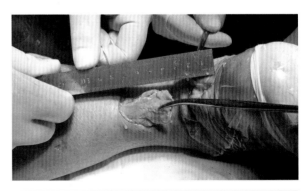

图14-7 跟腱缺损长度的测量。膝关节屈曲20°、踝关节跖屈30°，拉紧跟腱残端近端，测量跟腱缺损长度

- 在跟腱止点部位纵向切开，直接显露跟腱断裂止点。
- 切口向近端延长4 cm，拉紧缝线、将跟腱残端近侧拉出切口，纵向劈开腓肠肌筋膜瓣并向远侧翻转，筋膜瓣穿过筋膜鞘到达跟腱止点部位（图14-8）。
- 在跟腱止点用克氏针打眼、暴露松质骨（图14-9）；在CAMIR辅助下在跟腱止点处用1.5 mm克氏针沿导向器穿过跟腱附着点部位的跟骨（图14-10）；在跟腱止点部位打入2枚带线锚钉；拔出CAMIR辅助下穿过跟骨的克氏针、暴露跟骨骨道，沿导向器穿过2号爱惜邦缝线，用CAMIR内臂将缝线带出切口。检查缝线是否固定跟骨牢固。
- 在CAMIR辅助下置入抓持跟腱断端近侧和跟腱止点的缝线并直接在筋膜鞘内拉拢打结，保持膝关节在屈曲20º、踝关节跖屈30º位，跟腱翻转的腓肠肌筋膜瓣无张力下到达跟腱附着点处（图14-11）。
- 用预先置入的锚钉将腓肠肌筋膜瓣固定在跟腱的止点处。
- 紧密闭合跟腱的筋膜鞘。
- 逐层闭合切口，弹力绷带加压包扎，松止血带。
- 术后处理及康复同切开修复方式。

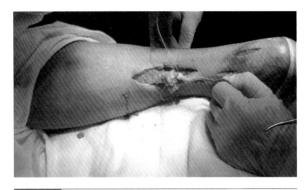

图14-8　腓肠肌筋膜瓣的翻转

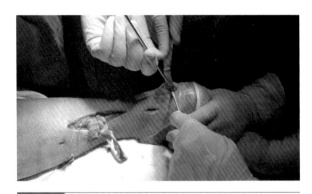

图14-9　跟腱止点松质骨暴露

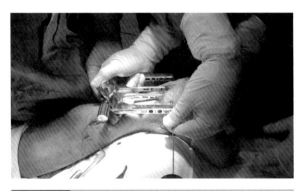

图14-10　在CAMIR辅助下在跟腱止点处用1.5 mm克氏针沿导向器穿过跟腱附着点部位的跟骨

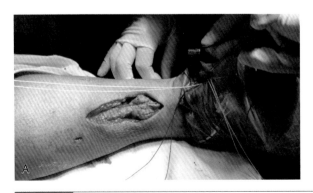

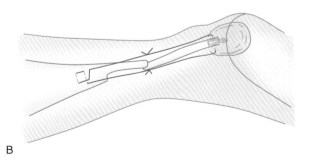

图14-11　在CAMIR辅助下行Linholm腓肠肌筋膜瓣翻转对存在陈旧性跟腱缺损的跟腱断裂进行修复。（A）术中；（B）缝合示意图

第15章

国内外跟腱微创缝合方法比较

目前国际上发明的小切口缝合跟腱的辅助工具主要有三种：①Achillon跟腱缝合器；②Arthrex跟腱缝合器；③CAMIR。

一、Achillon跟腱缝合器

- 由瑞士骨科医生Mathieu Assal发明（图15-1），采取的缝合方式是"Box"盒式缝合（图15-2），适于距跟腱止点4～6cm位置的急性跟腱断裂，对于距跟腱止点太短的跟腱断裂不适合。

- 临床中我们发现，这种缝合方式的缝线有可能切割跟腱，并且对其早期缝合力学强度存在质疑。最新研究显示，这种方式不能提供足够的初始力学强度——仅为Krackow缝合方法的1/10（图15-3）。

- 尽管临床上尚未有腓肠神经医源性损伤的报道，但尸体手术研究报道却显示腓肠神经损伤风险极高，发现的缝合直接穿刺损伤、缝线缝上神经的发生率高达到25.6%（图15-4）。

- 2007年中国引进了Achillon跟腱缝合器，迄今为止没有得到很好的推广，临床上已近放弃使用。

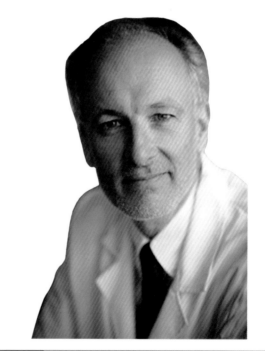

图15-1 Mathieu Assal, M.D.，Achillon缝合器的发明者，瑞士骨科医生（Orthopaedic surgery service, Geneva university hospital, Geneva, Switzerland）

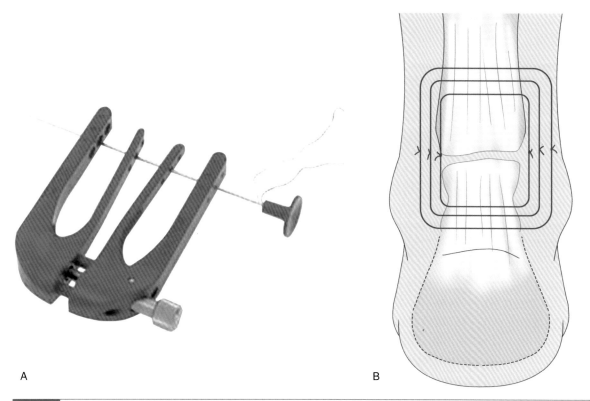

A

B

图15-2 跟腱龙。（A）Achillon跟腱缝合器（Integra Life Sciences Corporation）；（B）Box缝合方式

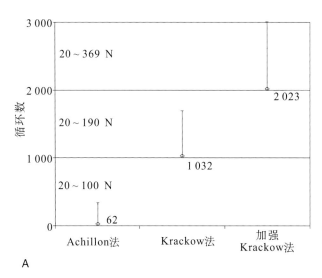

A

循环数	Achillon法	Krackow法	加强 Krackow法
初始 间隙	5.0 (1~9)	502 (90~1 070) [b]	2 208 (2 005~3 000) [b, c]
5-mm 间隙	22 (9~35)	741 (200~1 206) [b]	2 213 (2 006~3 000) [b, c]
失败 循环数	102 (13~340)	1 268 (1 010~1 690) [b]	2 213 (2 007~3 000) [b, c]

[b] 显示比Achillon法修复大，$P=0.024$
[c] 显示比加强Krackow法修复大，$P=0.024$

B

图15-3 Achillon跟腱缝合器的循环力学加载实验强度。（A）加载力与循环加载的关系；（B）三种不同修复方式的蠕变量与循环加载数目的关系（修改自：Lee SJ, Sileo MJ, Kremenic IJ, et al. Cyclic loading of 3 Achilles tendon repairs simulating early postoperative forces. Am J Sports Med, 2009, 37(4): 786-90.）

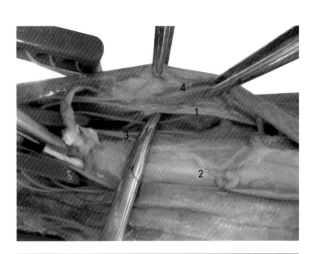

图15-4 Achillon跟腱缝合器。跟腱断裂标本手术显示缝线穿过了腓肠神经和腓肠神经伴行的血管。1：腓肠神经；2：跟腱；3：缝线；4：腓肠神经伴行血管（修改自：Aibinder WR, Patel A, Arnouk J, et al. The rate of sural nerve violation using the Achillon device: a cadaveric study. Foot Ankle Int, 2013, 34(6): 870–875.）

二、Arthrex 跟腱缝合器——PARS Achilles Jig系统

- 由美国北卡罗来纳州的Robert B. Anderson发明，采用的缝合方法是改良Bunnel缝合法加两个Box缝合，也仅适用于距跟腱止点4～6 cm的急性跟腱断裂；距跟腱止点太短的跟腱断裂不适合使用。

- Arthrex缝合法循环加载符合实验显示，其1 000个循环加载后跟腱断端间隙距离的变化仅为2.2 mm，Krackow缝合法为7.3 mm；同时最大承载的最大符合为386 N，Krackow缝合法法为284 N。统计学分析显示，两者的结

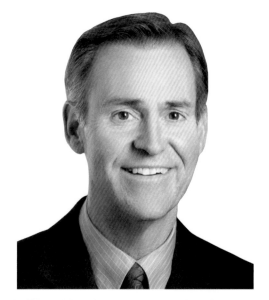

图15-5 Robert B. Anderson, M.D., PARS Achilles Jig System的发明者，美国北卡罗来纳州骨科医生(Chief, Foot and ankle service, Department of orthopaedic surgery, Carolinas medical center, OrthoCarolina Charlotte, North Carolina)

果具有显著性差异，这说明Arthrex缝合法能够为跟腱早期康复提供足够的力学支撑（图15-7）。

- 尽管目前临床应用没有腓肠神经损伤的相关报道，但迄今为止尚未见到Arthrex缝合法对于腓肠神经损伤问题提出相应的解决方案。

- 目前未见国内应用该器械的临床报告。

参考文献

[1] Paavola M, Kannus P, Järvinen TA, et al. Achilles tendinopathy. J Bone Joint Surg Am，2002，84-A(11): 2062–2076.

[2] Soma CA, Mandelbaum BR. Achilles tendon disorders. Clin Sports Med，1994，13(4): 811–823.

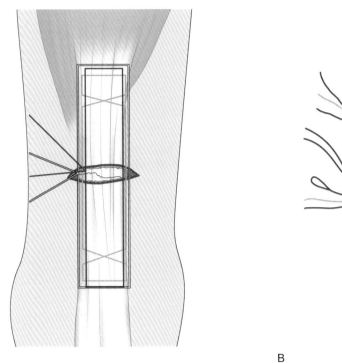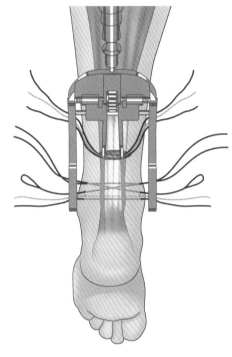

A   B

图15-6 PARS Achilles Jig系统。（A）缝合方法示意图，改良Bunnel缝合法加了2个Box缝合（白线和绿线）；（B）改良的Bunnel法中间缝线（蓝线）形成的圈通过套线技术实现，缝线末端带环，可将蓝线拉过对侧

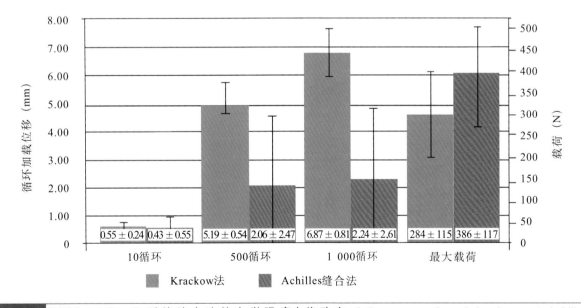

图15-7 PARS Achilles Jig系统缝合法的力学强度（修改自：Arthrex research and development. Achilles Midsubstance Speedbridge™ System vs. Krackow for midsubstance Achilles tendon rupture repair.）

第*16*章

跟腱断裂修复术后康复方案的制订

- 跟腱损伤后的康复过程必须遵循跟腱愈合的病理生理机制，既要防止对未愈合的组织施加过度负荷，又要预防制动、废用对已愈合组织的负面影响。
- 生理状态下，跟腱损伤的愈合与腱性组织的重建都需要一定的应力刺激。
- 力量训练能够诱导跟腱的生长，如跑步运动员的跟腱有比正常人的跟腱更粗。而健康志愿者参与的研究发现，长期卧床会降低跟腱强度。
- Suchak等通过meta分析认为，术后早期功能锻炼有利于跟腱的功能恢复。缝合修补强度必须可靠，保证早期功能锻炼过程中跟腱断裂部位有足够的力学强度。
- 跟腱本身有一定的延展弹性，剧烈运动、频繁超生理应力可导致跟腱内部胶原的微小损伤及无菌性炎症；如果缺乏足够时间让其修复，这种积累的损伤会降低跟腱强度，最终导致断裂发生。故应加强宣传教育，提醒广大体育爱好者注意运动中锻炼习惯和强度。

解放军总医院建议术后康复方案（表16-1）。

一、术后1~4周（共28天）

- 长腿石膏托/支具固定（在膝关节屈膝10°~15°、踝关节跖屈30°位），每日睡觉必须佩戴，严禁踝关节主动背伸或跖屈动作（图16-1）。
- 可扶拐下地进行适当活动（如上厕所、吃饭、外出）（图16-2）。
- 每日在支具保护下，做床上抬腿运动（避免股四头肌废用性萎缩）、侧方抬腿、后侧抬腿、内侧抬腿（图16-3）。
- 下地活动时使用弹力绷带防止下肢肿胀（图16-4）。
- 常规10~14天拆线（2天后可以去除保护创面的纱布，可以沾水，如洗澡、冷温水浸泡等。但如果局部有痂皮形成，建议等到痂皮自然脱落后再沾水，否则有切口外露的风险）。

表16-1　跟腱断裂修复术后康复锻炼时间表

	术后1～4周	术后5～6周	术后7～14周	术后15～19周	术后20～24周
	28天	2周	8周	5周	6周
长腿支具	■				
短腿支具		■			
每日去掉石膏托，做跟腱按摩，适当增加踝背伸和跖屈活动		■			
扶拐下地	■				
支具保护下，做床上抬腿运动（避免股四头肌废用性萎缩）、侧方抬腿、后侧抬腿	■	■			
弹力绷带	■	■	■	■	■
足底滚瓶子		■	■	■	■
足趾主动弯曲抓地上的大毛巾		■	■	■	■
跟腱靴+足跟垫			■		
单纯跟腱靴保护远距离行走			■	■	■
坐位双足提踵练习			■		
踝关节背伸被动活动度练习			■		
三足肌的抗阻力跖屈运动			■		
站立双足提踵练习			■		
站立单足的提踵练习			■		
平衡板单足站立			■		
自由行走，练习足三头肌				■	■

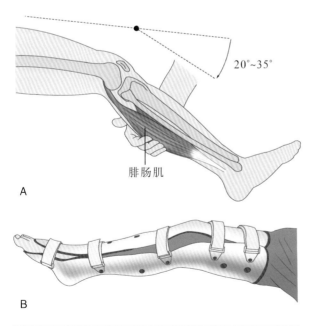

图16-1 长腿支具或石膏。（A）膝关节屈膝20°～30°，腓肠肌呈现最松弛的状态；（B）跟腱修复术后建议在膝关节屈膝10°～15°、踝关节跖屈30°位，跟腱保持无张力的状态

腓肠肌

20°~35°

A

B

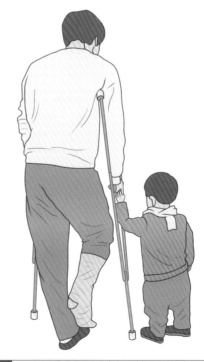

图16-2 扶拐下床活动，患肢支具固定，可以足尖点地

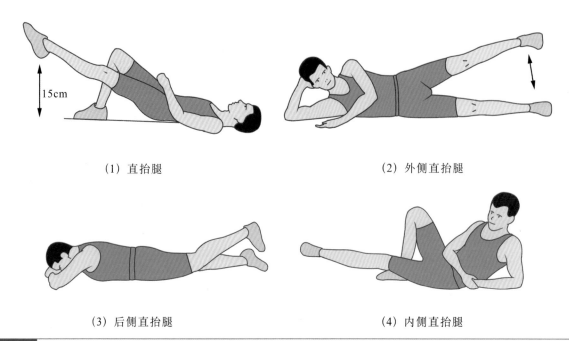

（1）直抬腿

（2）外侧直抬腿

（3）后侧直抬腿

（4）内侧直抬腿

图16-3 支具保护下，做下肢等长收缩运动以防止肌肉萎缩，避免深静脉血栓的形成

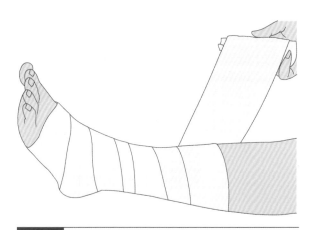

图16-4 使用弹力绷带防止下肢肿胀。弹力绷带使用是从足跖趾关节直到膝关节水平，以防止肢体下垂时出现的肢体肿胀

二、术后5～6周（共14天）

● 换短腿石膏托/支具（将长腿石膏托/支具锯短到腓骨小头下3 cm，解放膝关节，可以自由屈伸膝关节活动）。

● 每日去掉石膏托，做跟腱按摩，适当增加踝背伸和跖屈活动（力量小于5 kg）（给予牵张刺激，文献报道，牵张刺激有利于跟腱断端瘢痕组织胶原纤维化）。

● 做足滚瓶子训练（图16-5）、足趾抓毛巾训练（保持踝关节跖屈位）（图16-6）。

三、术后7～14周（共8周）

● 去短腿石膏后托，穿跟腱靴（图16-7A），足跟负重正常行走，行走时足跟和鞋底之间垫一块由13层薄板组成的高为2.5～3 cm的足跟垫（图16-7B）。这一时期应防止摔倒或突然蹬地动作对手术后跟腱的牵拉。每2～4天撤一片薄板，8周内撤完。

● 坐位双足提踵练习（图16-8）。

四、术后15～19周（共5周）

● 继续在跟腱靴保护下在全脚掌着地下行走；此时，从事较轻强度工作的人可以开始工作。

● 每日去除跟腱靴，开始练习踝关节跖屈和背伸被动活动度（图16-9至图16-11）。

● 开始练习小腿三头肌的力量：弹力带练习（图16-12）；可练习站立位双足提踵（图16-13），逐渐增加患肢的负担，最终过渡到单足提踵（图16-14）。

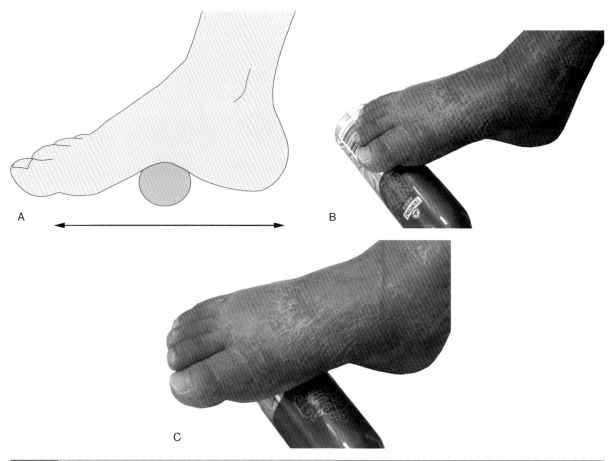

图16-5 足底滚瓶子练习。保持踝关节跖屈位，做足滚瓶子锻炼。(A) 示意图；(B) 瓶子位于前脚掌；(C) 瓶子位于足底后侧

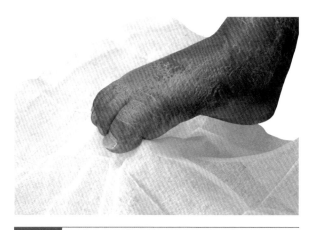

图16-6 足趾主动弯曲抓地上的大毛巾，防止肌腱粘连

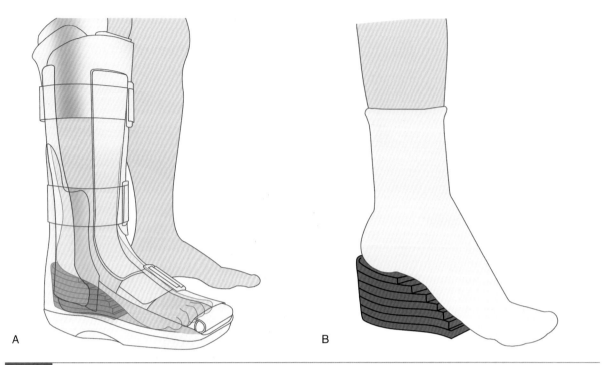

A

B

图16-7 跟腱靴（A）和足跟垫（B）

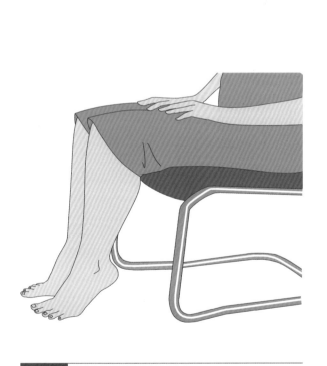

图16-8 坐位双足提踵练习

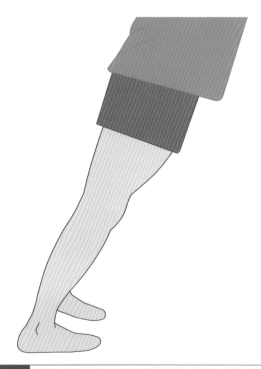

图16-9 踝关节背伸被动活动度练习，双足内旋，趴墙锻炼

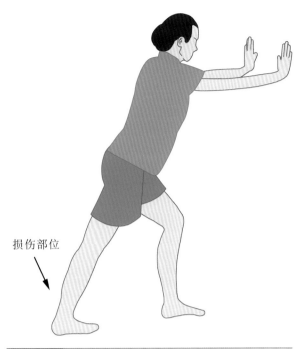

损伤部位

图 16-10　踝关节背伸被动活动度练习，弓步练习

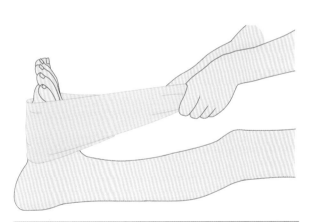

图 16-11　用大毛巾主动拉伸跟腱（踝关节背伸活动度被动练习）

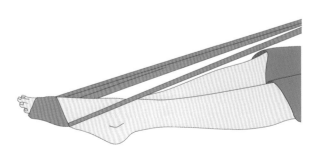

图 16-12　三足肌的抗阻力跖屈运动

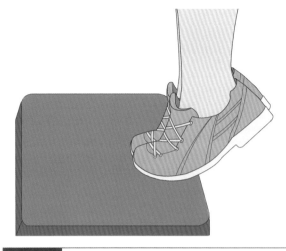

图 16-13　站立双足提踵练习

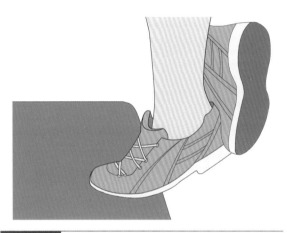

图 16-14　站立单足的提踵练习

- 平衡板单足站立、肢体腱本体感觉反射训练（图 16-15）。
- 这一时期仍然应该防止摔倒或突然蹬地动作对手术后跟腱的牵拉。

五、术后 20 ~ 24 周（共 6 周）

- 完全去除跟腱靴，穿自己的鞋进行锻炼（图 16-16）。继续练习单足提踵，矫正残留的踝关节跖屈或背伸障碍，开始全足掌着地慢跑，逐渐恢复踝关节的灵活性和小腿三头肌的肌力和围度。此时，运动员可以开始参加小运动量的训练，从事中等体力劳动工作的人可以参加工作。
- 术后 24 周以后，运动员可参加正式训练，普通人群可参加重体力劳动。

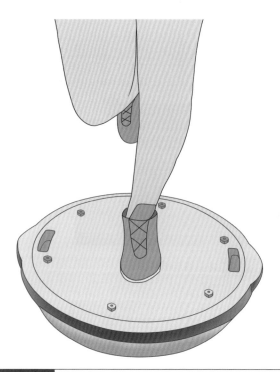

图16-15 平衡板单足站立、肢体腱本体感觉反射训练

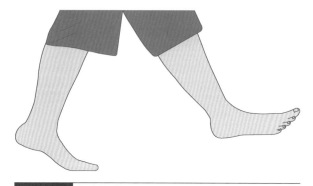

图16-16 自由行走，练习足三头肌

第17章

跟腱手术治疗并发症

跟腱损伤诊治过程中可能出现漏诊、切口感染坏死、跟腱再断裂、关节僵硬、跟腱粘连、腓肠神经损伤、切口不愈合等问题。

一、跟腱断裂的误诊或漏诊

开放性跟腱损伤，因跟腱位置表浅，清创时仔细探查伤口即可发现，不易误诊，误诊或漏诊的主要原因是过于疏忽，责任心不强。

闭合性跟腱断裂根据病史、主诉局部的"受击感"和响音，随即出现局部肿胀、疼痛、提踵乏力，跟腱断裂处可触及一横沟，并有压痛，Thompson 征阳性，即可明确诊断。但是，必须明确，即使没有这些体征，也不能完全除外跟腱断裂，即跟腱断裂也不一定出现以上这些体征，具体还需要综合判断，需要进行彩色多普勒超声或MRI检查帮助判断。

- 跟腱断裂处可触及一横沟，这一体征仅出现于跟腱完全断裂且断端有回缩的患者；在不完全断裂、腱鞘完整或陈旧性断裂断端已被瘢痕组织填充的情况下，"横沟"体征并不明显。
- Thompson征阳性诊断跟腱断裂是成立的，但

Thompson 征阴性并不能完全除外跟腱断裂。因为踝关节跖屈的肌力不仅限于小腿三头肌及其延续部跟腱，深层的胫骨后肌、腓骨长短肌、趾屈肌和跖肌也参与踝关节的跖屈，所以单纯跟腱断裂时，踝关节跖屈功能并不完全丧失，只表现为踝跖屈无力，跖屈范围变小，这时 Thompson 征就是假阴性；特别是跟腱不完全断裂时出现的 Thompson 征也是假阴性。

- 对跖肌肌腱认识不足。跖肌位于腓肠肌与比目鱼肌之间，起自股外侧髁后上方骨面和膝关节囊，在跟腱内侧缘止于跟骨；其肌腹呈细小梭形，一般不超过7～10 cm，向下移行为细小的肌腱；在跟腱完全断裂而跖肌完整时，可能在扪及跖肌肌腱时误认为是扪及跟腱的内半侧，从而误认为跟腱部分断裂。
- 可用单足站立提踵试验来初步判断跟腱断裂，但在临床工作中发现，此试验虽可靠，但因加重疼痛，患者往往不能配合。

二、切口问题

切口问题是最常见的术后并发症。急性跟腱

断裂修复技术后感染率为7.15%，这是因为跟腱位置表浅，仅有皮肤、薄层皮下组织覆盖。应避免在跟腱表面做后正中切口，应做锐性剥离，注意修复跟腱周围腱周组织，关闭切口前要彻底止血。而陈旧性跟腱断裂修复手术术后感染率更高，达到了27.78%，这可能与损伤后就诊时间延后、断端瘢痕形成导致血运差、术前跟腱部位有封闭治疗史、关闭切口时局部张力过大等因素有关。在跟腱内侧做纵向切口对腱旁血运破坏较少，不但可避免术后穿鞋摩擦瘢痕导致的疼痛，同时切口不位于张力最大的部位。术中需要注意：

- 跟腱断端修复时要求尽量跖屈踝关节（此时跟腱松弛，切勿过度重叠短缩，只要恢复跟腱的连续性，跟腱缝合后维持一定的张力，缝合后做Thompson试验两侧大致相同，说明松紧合适即可）。
- 跟腱缝合强度取能够独立维持踝关节于中立位。
- 必须完整修复跟腱腱鞘，将深筋膜良好对合。深筋膜能够对抗跟腱向后弓弦后移的张力，减少皮肤承受的张力，使皮肤能在无张力下缝合，以避免形成边缘皱褶以及皮肤局部压力过大导致的缺血坏死。
- 除非腱鞘缝合不满意，尽量不植入防粘连膜，以避免增加缝合难度。
- 术后踝关节跖屈位固定，以避免局部受压；使用Kessler缝合法，分别吻合跟腱断端、修复肌腱筋膜，以减少对腱内外血运的干扰。

三、术后粘连

术中强调微创操作，以尽量保护及恢复断端的血运为原则。我们的经验是：

- 跟腱的血液供应主要来自腱腹交界处、腱-骨连接处和腱旁组织，因此，在跟腱内侧做切口时，应依次切开皮肤、皮下组织、深筋膜，在三者之间不做分离而将其一并向两侧牵开，锐性剥离显露跟腱；切忌粗暴操作，以减轻

跟腱血供的破坏，尽量保护及恢复断端部位的血运。

- 在跟腱止点近侧10～18 mm范围内有一个半圆形无血管区，占跟腱腹侧的1/2～2/3，术中应尽量减少在此区内操作。
- 传统上跟腱应用丝线缝合，丝线容易导致组织反应，形成粘连；钢丝虽然组织反应轻、抗张力强度高，但易切割肌腱，且需要二次取出。我们建议用2号爱惜邦缝线使用Kessler缝合法，然后用2-0可吸收线进行间断加强缝合，用3-0可吸收缝线闭合腱周组织；尽可能将筋膜与跟腱修平整，并尽量修补跟腱周围的深筋膜，以减少术后粘连。
- 充分清除跟腱断端缺血坏死组织，相对陈旧损伤要去除断端瘢痕组织，在切取腓肠肌筋膜瓣前用生理盐水冲洗术野。
- 跟腱吻合时的张力调整是跟腱修复手术术中最关键的问题，跟腱吻合时的张力应与对侧跟腱的张力相同，张力过大会导致踝关节的背伸困难，张力过小又会产生跖屈力弱。我们的建议是：术前检查健侧跟腱休息位的跟腱张力（膝关节屈曲20°、踝关节跖屈30°位），术中在基本相同的跟腱张力下进行吻合打结，以获得较满意效果。
- 手术时机：一般情况下，断裂超过3周，腱鞘弹性丧失，内径减小，肌腱回缩过久，拉拢困难，修复难度明显增加。有研究报道，在断裂后1周以内接受手术治疗的患者其平均跖屈力是健侧的91%，而在断裂后1周以上接受手术治疗的患者的跖屈力只有健侧的74%。我们的建议是：一旦诊断明确，应再完善相关检查并尽早手术。

四、跟腱二次断裂问题

- 保守治疗从伤口并发症、术后恢复时间角度看有一定优势，但其二次断裂率与手术治疗相比相对较高。大多数研究都认为保守治疗的跟腱二次断裂的概率（10%～30%）显著

高于手术治疗的概率（4%）。

● 对于跟腱二次断裂的预防而言，避免足掌突然发力是关键。

  ■ 6～8周是二次断裂高发的第一个危险时间窗。在该时间窗，患者刚刚去除外固定，此时如有意外的足掌的突然负重着地，引起瞬间快速的跖屈反应，导致跟腱断裂部位瞬间力量过大，可因此发生二次断裂。

  ■ 10～12周是二次断裂高发的第二个危险时间窗。在此时间窗，跟腱正在由健康的肌腱组织移行替代原有的纤维瘢痕，跟腱断裂部位相对强度较弱。因此，建议在跟腱靴的保护下进行跟腱的康复锻炼，不建议进行剧烈的运动锻炼，尤其是应该避免前足的快速着地、负重锻炼。

  ■ 第三个危险时间窗是早期练习跳跃的时候。跳跃练习应从模拟跳跃→小跳→大跳，循序渐进。

第 *18* 章

跟腱断裂手术术前谈话与签字

- 术前谈话是医患沟通的重要部分，是患者手术诊疗过程中必须履行的程序，是医务人员在执行手术操作前同患者本人及其家属进行的沟通和答疑，包括患者病情、将要实施的医疗措施、医疗风险等，以最终获得患者本人及其家属对手术操作的认同和术前签字。
    - 通过术前谈话，患者和医护人员之间可以再次建立相互之间的信任，医护人员应该从患者本人及其家属的角度，关怀鼓励患者，消除患者恐惧、紧张、焦虑和对手术预后顾虑等情绪，以最大限度取得患者本人及其家属信任和配合。
    - 同时也要客观地评价手术的风险，特别是难以避免或发生可能性大的风险，要与患者本人及其家属交代清楚，并且帮助他们客观分析利弊，争取在出现并发症时能够得到他们的谅解和配合。
    - 术前谈话需要技巧，语言应通俗易懂，避免过多的医学术语和名词。
    - 医患沟通应建立在平等的医患关系基础之上，切不可将自己的意志强加于患者。
- 跟腱断裂修复手术治疗既简单又复杂，看似简单，其实即使操作精细、技术规范，并发症发生率还会时有发生。因此，在治疗过程中一定要让患者及其家属认识到手术的必要性及可能出现的问题，任何方面的疏忽都有导致不良后果的风险，而我们骨科医生所能做的就是在保证高质量手术的前提下最大限度减少并发症的发生，使患者恢复最好的功能。我们在医患沟通过程中应该强调：
    - 跟腱断裂多由运动损伤引起，长时间慢性运动损伤及不适当的剧烈运动都会引起跟腱急性断裂，部分患者伤后并未意识到这一问题，往往延误了治疗，导致部分功能丧失。传统切开修复跟腱方法虽可直观重建跟腱的完整性，但手术显露范围大，对跟腱周围组织破坏大，直接影响跟腱组织的血运，增加了感染及二次断裂的机会。我们采用的通道辅助微创缝合系统缝合跟腱的方式，通过微创通道方式将切开修复跟腱的手术缝合方式转变为微创缝合断裂跟腱，可最大限度缩小手术切口、保护腱周组织、避免腓肠神经的损伤，从而可降低手术并发症,有效提高患者术后远期的生活质量,并且可使患者快速出院,尽早恢复正常生活。

- 跟腱缝合是在小切口内完成,并非切开直视下手术。跟腱断端单纯依靠缝线连接,缝线的力量强度有限,不能达到正常跟腱的愈合强度,因此,手术的目的不是用缝线替代跟腱,只是维系跟腱断端之间的连续性,跟腱真正的恢复还是要依靠周围血液组织液的营养使跟腱组织正常愈合。

在这里,我们把唐佩福教授带领跟腱微创修复研究团队制定的医生与患者及其家属的详尽的工作文件介绍给大家,仅供参考,相信会对你的临床工作有所帮助。

解放军总医院创伤骨科跟腱断裂微创治疗术前医患沟通谈话记录单

医生已经告知我患有_____,需要在全身麻醉(   )、硬膜外(   )、神经阻滞下(   )、局部麻醉下(   )进行手术。

跟腱断裂是一种严重的运动损伤,严重影响运动功能,手术难度也非常大,技术要求高。医生已经告知我手术可能发生的风险,有些不常见的风险可能在此没有列出,具体的治疗方式根据不同患者的情况有所不同,医生告诉我并与我讨论了有关我手术的具体内容。

1.我理解任何手术麻醉都存在风险。

2.我理解任何药物都可能有不良反应,包括轻度的恶心、皮疹等症状到严重的过敏性休克,严重甚至危及生命。

3.我理解手术存在以下风险和局限性:

(1)麻醉并发症,严重者可致休克、心搏骤停、呼吸衰竭,危及生命(另附麻醉知情同意书)。

(2)术中、术后出现血栓栓塞或脂肪栓塞,出现昏迷、呼吸功能障碍,甚至危及生命。

(3)术中出现重要血管损伤,导致出血性休克,或引起肢体坏死而导致截肢。术中出现神经损伤引起不同程度的患肢感觉及运动功能障碍。

(4)术中出现微创无法完成手术需要扩大切开手术。

(5)术中出现重要的肌腱或韧带损伤需要进行固定而延长了康复时间,或术后出现不稳定,需要再次手术。

(6)术后出现消化道溃疡、出血。

(7)术后出现心肌梗死、心力衰竭或死亡。

(8)术后出现血肿、皮肤坏死或软组织坏死,导致切口延迟愈合。

(9)术后出现对内植物材料(缝线)过敏或排斥,需要将内植物材料取出。

(10)术后出现早期或晚期感染,需要再次手术取出内植物材料。

(11)术后出现静脉血栓,导致康复期延长或出现其他器官的栓塞,甚至危及生命。

(12)术中或术后现有血栓脱落,造成肺栓塞或其他重要脏器栓塞,甚至危及生命。

(13)术后出现异位骨化,影响肢体功能需要手术切除。

(14)术后缝线出现磨损、断裂,需要进行再次手术。

(15)关节僵硬,功能障碍。

(16)术后跟腱延迟愈合或不愈合,需要二次手术。

4. 我理解,高血压、心脏病、糖尿病、肝或肾功能不全、静脉血栓等疾病或吸烟史,以上这些因素存在会大大增加各种风险发生的概率,一旦出现会导致在术中或术后出现相关的病情加重或心脑血管意外，甚至死亡。

　　5. 我理解术后如果我不遵医嘱，可能影响手术效果。

　　我理解根据我个人病情，我可能出现未包括在上述所交代并发症以外的风险：
一旦发生上述风险和以外，医生会采取积极应对措施。

　　患者知情选择：

　　1. 我的医生已经告知我将要进行的手术方式、此次手术及术后可能发生的并发症和风险、可能存在的其他治疗方法并且解答了我关于此次手术的相关问题。

　　2. 我同意在手术中医生可以根据我的病情对预订的手术方式做出调整。

　　3. 我理解我的手术需要多位医生共同进行。

　　4. 我并未得到手术百分之百成功的承诺。

　　5. 我授予医师对手术切除的病变器官、组织或标本进行处理，包括病理学检查、细胞学检查和医疗废物处理等。

　　患者签名：　　　　　　　　　　　　　　签名日期：

　　如果患者无法签署知情同意书，请其授权的亲属在此签名：
　　患者授权亲属签名：　　　　　　与患者关系：　　　　　签名日期：

　　医师陈述：

　　我已经告知患者将要进行的手术方式、此次手术及术后可能发生的并发症和风险、可能存在的其他治疗方法并且解答了患者关于此次手术相关问题。

　　医生签名：　　　　　　　　　　　　　　签名日期：